U0200620

超级大脑
的七个习惯

[日] 菅原道仁 著   吴梦怡 译

中国友谊出版公司

图书在版编目（CIP）数据

超级大脑的七个习惯 / （日）菅原道仁著；吴梦怡译 . -- 北京：中国友谊出版公司，2019.7

ISBN 978-7-5057-4677-0

Ⅰ.①超… Ⅱ.①菅… ②吴… Ⅲ.①脑科学－研究 Ⅳ.① R338.2

中国版本图书馆 CIP 数据核字 (2019) 第 067855 号

NAZE, NO WA SORE WO IYAGARU NO KA?
BY Michihito SUGAWARA
Copyright © 2018 Michihito SUGAWARA
Original Japanese edition published by Sunmark Publishing, Inc., Tokyo
All rights reserved.
Chinese (in Simplified character only) translation copyright © 2019
by Beijing Standway Books Co., Ltd.
Chinese (in Simplified character only) translation rights arranged with
Sunmark Publishing, Inc., Tokyo through Bardon-Chinese Media Agency, Taipei.

书名	**超级大脑的七个习惯**
作者	[日] 菅原道仁
译者	吴梦怡
出版	中国友谊出版公司
发行	中国友谊出版公司
经销	新华书店
印刷	天津中印联印务有限公司
规格	880×1230 毫米　32 开
	7 印张　105 千字
版次	2019 年 7 月第 1 版
印次	2019 年 7 月第 1 次印刷
书号	ISBN 978-7-5057-4677-0
定价	45.00 元
地址	北京市朝阳区西坝河南里 17 号楼
邮编	100028
电话	(010) 64678009

序
大脑其实很"懒惰"

理由① "懒惰"是大脑的天性

说起大脑，大家的第一印象是什么呢？

思维与理性的管理员？控制语言与身体行为的司令塔？抑或是重要事物的记录者？

可能许多人认为大脑天生勤奋、专一，且具有达成目标的高效执行力。

事实上，人们过度评价了大脑。

可以毫不夸张地说，大脑**天生懒惰、喜欢随大流，且禁不住诱惑**。

这种消极的评价正符合大脑的天性。

例如，缺乏干劲的人即使被托付重要工作，也不会深入思考相关内容，只会采用和以前一样的方式，尽可能轻松地完成工作。

你可能会感到惊讶，但这个比喻恰如其分。

很遗憾，人类的大脑生来极其"懒惰"。

大脑偏爱固定的自动化处理模式，倾向于避开全新的挑战或不熟悉的事物。一有机会就钻空子偷懒。

无论是优秀的人还是勤奋的人，其大脑本质上都具有"惰性"。

大脑为什么喜欢固定的工作流程呢？

其原因之一在于大脑的"高能耗"。

成年人的大脑大约重 1.4kg（相当于体重的 2%）。

但从能耗方面，大脑竟消耗了一日所需能量的 20%。

除了大脑以外，其他人体器官均无须消耗如此之高的能量。

正是大脑"高能耗"的特点才使其养成了"一切尽可能自动化处理"的习惯。

换言之，"大脑的惰性"合情合理。

理由② 大脑喜爱节约能量

在此先请大家思考一个问题。

从生物学角度，"懒惰（不消耗能量的状态）"与"勤奋（消耗能量的状态）"究竟哪个才是大脑的本性呢？

答案就是"懒惰"。

因为对于生物而言，最希望避免"消耗能量的状态"。

越是接近野生形态的生物其倾向越明显。

例如狮子，虽然会迫于生存压力进行捕猎，但其他时刻似乎一直在睡觉。事实上这也有其正当理由，因为"**如果到处活动浪费能量，遭遇天敌袭击时便会落于下风**"。

同理，人类的大脑也希望尽可能多地储存能量。

请想象一下熊的冬眠行为。为了顺利度过缺乏粮食的寒冬，熊停止活动以储存体力。大脑希望节约能量也与其类似。

从生物学角度来讲，大脑自动切换"希望保持静止"和"希望节约能量"的模式是一种优秀的自我保护手段。

当然，如果我们的大脑"天生勤奋"，那自然是好处多多。

只要经常外出就容易获得新收获、新发现，或是得到新启发。

然而大脑还是倾向于保持静止。这也是其"无论如何不愿吃亏"的天性所致。

从行为经济学角度分析，人类普遍具有一种倾向：**相比获取更希望不吃亏**。

如果将"获得1万日元的喜悦"与"失去1万日元的打击"置于天平的两端，绝大多数人会将后者看作震撼心灵的"大事件"。

这种心理在经济学上被称为**"展望理论"**（prospect theory）。

人们在获得利益时往往会优先考虑如何"确保真正到手"，相反，在利益受损时则会优先考虑如何"最大限度地规避风险"。

理由③ 周围人不行动，大脑也"不愿行动"

此外，"喜欢随大流"正是大脑最大的特征之一。

大脑像个年幼的孩子，最喜欢盲目"随大流"。大脑的这种习惯在经济学上被称为**"乐队花车效应"**（bandwagon effect）。

所谓"乐队花车效应"即从众效应，就是指：大脑一旦获得某种"流行"信息，即使从未关注，也会盲目支持。

该理论最早由美国经济学家哈维·莱宾斯坦（Harvey Leibenstein）提出，是指：个体受到他人的影响，会怀疑并改变自己的观点，和他人保持一致以寻求安心。

"因为他在做，所以我也要那么做。"

"因为大家都在做，所以我也要那么做。"

就是指这种"随大流"的心理。

"乐队花车效应"一词起源于游行队伍的领头"花车"。

看到洋溢着欢快喜庆气氛的游行队伍，人们会不由自主地跟随，导致游行队伍越来越长。

换言之，当群体做出某种选择时，无论对错，许多人都会盲目跟从。

这种**"相比个人观点更愿意接受大众观点的心理倾向"**就是所谓的"乐队花车效应"。

但这其实也是大脑"喜欢随大流"的天性所致。

"即使清楚正确的做法，但是周围人不行动，自己也不愿行动"，这就是大脑的天性。

看到这，是不是对"大脑＝优秀"的印象大打折扣了呢？

理由④ 大脑禁不住诱惑

此外，科学研究表明：大脑禁不住诱惑。

视觉、嗅觉、听觉等五官感觉会唤起对过去的回忆，由此产生全新的需求。

如果将其类比为食欲应该就很容易理解了吧。

例如，即使在吃饱的状态下，看到美味的食物，闻到诱人的香味，也会刺激大脑的感觉中枢，向胃传递"想吃"的信号。

科学研究证明，大脑拥有这种不可思议的机能。

概括而言，**大脑天生懒惰，喜欢随大流，且禁不住诱惑。**

如果这是关于某个人的评价，应该许多人都会产生"不希望将重要工作托付给他"的想法吧。

然而很遗憾，这就是我们大脑的天性。

因此，我们才会产生"无法立刻行动""无法积极行动""无法快速行动""无法持之以恒""无法下决定""无法做选择""无法舍弃""无法整理房间""无法温柔待人""无法挑战自我""无法抑制情感冲动"等想法。

从大脑性质而言，我们面临的这些"做不到"理所应当，

完全没必要因此责备自己。

"我天生没有这种才能。"

"我原本不擅长这些工作，没必要为此努力。"

"我意志力薄弱，做什么都不行。"

这种贬低自己的行为毫无意义。

从科学角度而言，将所有的"做不到"归咎于自身的"能力""资质"或"才华"，其行为大错特错。

无论怎样贬低自己，也只会伤害自己，令自己陷入不幸而已。**"做不到"并非自身能力不足，而只是大脑"不想做"罢了。我们需要将"不愿行动的大脑"转变为"主动行动的大脑"。**"做不到"绝非心理问题。

结论 大脑的工作就是"拒绝工作"

在此让我们总结概括一下。

"立刻行动""积极行动""持之以恒"……

无论怎样强调事情的重要性，无论怎样推荐自我启发类书籍，大脑还是会产生**"抗拒感"**。为了生存下去，大脑必须寻找省力的诀窍，保护自己免受伤害。因为这正是"大脑的重要工作"之一。

然而,有且只有"一个方法"可以让"懒惰""敷衍了事"的大脑高效率行动。

可以说,正是凭借这个独一无二的"方法",才实现了科学技术的发展与人类文明的进步。

是否了解该"方法"将成为人生成败的分水岭。

能否顺利完成演出;

能否做出成绩;

能否成功;

能否受欢迎;

能否幸福快乐地生活下去;

能否提高人生的满意度……

掌握促使大脑高效率行动的"方法",就可以巧妙控制大脑。

如何转变为"主动行动的大脑"

控制大脑的方法主要分为 3 步。

并非依靠外界刺激,而是仅在大脑内实施,完美重启大

脑的方法。请注意"仅在大脑内实施"这一点。

为了寻找控制人类欲望与行为的方法，历史上许多科学家进行了相关研究。

然而，绝大多数研究的目标都是利用外科手术（脑白质切除术）、用药、电击等"外界强制手段"，迫使人类"行动"。

就近年而言，2017 年，斯坦福大学的研究人员利用脉冲电网刺激老鼠的大脑，成功遏制了"引发厌食症的心理因素"。

当然这只是动物实验，但很明显该方法也可以活用于人类的厌食症治疗。

在疾病治疗中，迫不得已通过此类手段干预大脑行为。

然而，为了实现大多数人的最大幸福，我作为神经外科专家，期待大家学会运用简单安全的方法控制大脑，使其高效率行动，追求各自的人生价值。

接下来介绍的大脑控制法适合所有年龄层的读者。

随时随地可用，所有年龄段均可挑战。

挑战自我的过程将变为一种幸福。

且实用性极高，一旦学会就可以活用于人生的不同场合。

这也是将"不愿行动的大脑"转变为"主动行动的大脑"独一无二的方法。

请大家心怀期待继续读下去。

目　录

序

第1章
决定行动力的基本物质
——多巴胺

第 2 章
立刻行动

第 3 章
积极行动、快速行动

第4章
持之以恒

第 5 章
下决定、做选择

第6章
挑战自我

第7章
保持心平气和

第 1 章
决定行动力的基本物质
——多巴胺

OFF ■ — ON

如何激发大脑主动性

根据美国科学杂志《大众科学》(*Popular Science*) 2017
年的报道，**"年初设定目标"**的习惯最早可以追溯至古罗
马时代。

早在公元前，人类就开始不断重复"年初设定目标然后
失败"的"行为"了。

即使到了科学技术、社会文明高度发达的今天，"达成
目标依然困难重重"，换言之，"难以在日常生活中激发
干劲"。

然而，事实果真如此吗？

获得"主动行动的大脑"，是否对所有人来说都非常困难呢？

世界上还是有许多人通过辛勤努力最终获得了成功。

毫无疑问，他们非常擅长"在日常生活中激发干劲"。

例如，请回忆一下职业棒球运动员一郎选手。

你是否将其取得成就的原因简单概括为"因为一郎是一个天才"呢？

话又说回来，天才的定义究竟是什么呢？是指才能，或者天分吗？

从神经外科专家的角度而言，我认为：**"拥有远大的梦想（理想），并找出所有实现梦想的必要条件，以最短的时间实现梦想的人"才能真正称之为"天才"**。

而一郎选手，与其说是"天赋型选手"，倒不如说是"后天努力型选手"。

可以毫不夸张地说，只要"辛勤努力、不懈奋斗"，每个人都能接近梦想、实现人生目标。

一郎选手曾说过这样一句话："从幼年时期开始我就一直坚持练习棒球。"

让我们从脑科学的角度思考一个问题：为什么一郎选手能够"持之以恒"地坚持练习呢？

我想少年时期的一郎选手在练习中必定经历过无数次成功。每次成功的瞬间，作为奖励，大脑都会分泌一种被称为**"多巴胺"**（dopamine）的快乐物质。

科学研究表明：当人类完成某项工作或克服困难时，换言之，即体验成功时，大脑都会分泌多巴胺。

具体而言，就是指"受大脑内 A10 神经的刺激，释放多巴胺"的大脑机制。

大脑分泌大量多巴胺，让人产生愉悦感。为了"再次感受这种愉悦感"，大脑会增强对该行为的学习兴趣，提高相关部位的活跃度。这种倾向被称为"强化学习"（reinforcement learning）。

大脑之所以希望多次分泌多巴胺，是因为存在多巴胺依赖性。

由于感受到强烈的愉悦感，所以大脑迷上了分泌多巴胺的行为。

当然，在追求成功的过程中，困难与艰辛常常伴随我们左右。

然而，当成功克服这些困难时，多巴胺又将给予我们无限的愉悦感。

　　反过来说，一旦享受过成功的喜悦，大脑就会牢记这种愉悦感，独自进行强化学习。

　　如果我们有幸近距离观察少年时期的一郎选手练习棒球的样子，或许会发现年少的一郎选手表情看起来很痛苦，或者显得很无聊。

　　但此刻，一郎选手的大脑一定分泌了大量多巴胺。

　　简而言之，所谓的"多巴胺控制法"就是指我们从现在开始学习、活用成功者幼年时期无意中掌握的大脑控制法。

　　国际上曾进行过大量有关大脑的实验研究。

　　但只有"多巴胺控制法"可以将"不愿行动的大脑"转变为"主动行动的大脑"。

OFF ▉ ─ ON

多巴胺控制法

多巴胺控制法是唯一一种能令人干劲十足的方法。接下来我将以简单易懂的方式向大家介绍相关技巧。

多巴胺控制法以 3 个步骤为 1 个周期，通过反复循环这个周期，最终转化为习惯。

热爱阅读商业书籍的读者或许知道 PDCA 循环（PDCA cycle）一词。

所谓 PDCA 循环，即指以 Plan（计划）→ Do（执行）→ Check（评价）→ Act（改善）这四个部分为一个周期，周而复始地循环运转，持续不断地改善事物。

人类"几乎不可能"依靠一次努力就彻底改变思维或行为习惯。原因正如上述所说，大脑本质上"懒惰且喜爱节约能量"。

从大脑的特性而言，难以通过一次指令就完全改变其运行模式。

多巴胺控制法的具体步骤如下：

Step 1　自我暗示

Step 2　将大目标分解成阶段性小目标

Step 3　促进多巴胺分泌

以这3步为1个周期，反复循环，就能将多巴胺控制法转化为习惯。这种方法被称为多巴胺循环。

OFF ━ ON

Step 1 自我暗示

接下来，让我们分步解析多巴胺循环。

首先是"Step 1 自我暗示"。

自我暗示（self suggestion）对于实现多巴胺循环至关重要。

据说，世界上首次将"自我暗示活用于疾病治疗"的是一位出生于 19 世纪的法国人。

他的名字叫作埃米尔·库埃（Emile Coue）。

库埃原本在药店从事药剂师的工作，在一次销售药品的过程中偶然发现了心理暗示的巨大力量。此后，库埃放弃了稳定的药剂师工作，开始了以精神疗法为主的治疗，成功治愈了多种身心疾病。该理论体系被后人称为**"库埃疗法"**，并在全世界推广开来。

以一位顾客为契机，库埃发现了心理暗示的力量。

当时，顾客希望购买的药品正好过期了，库埃认为药品"应该已经失效"，所以拒绝销售此药品。

无奈该顾客纠缠不休，库埃只好将药品卖给顾客。令人惊讶的是，几天后该顾客痊愈了，为了致谢再次造访药店，

以此为契机，库埃开始思考一个问题：**成功治愈疾病的或许并非药品本身，而是坚信"一定可以治愈！"的强烈信念（暗示）。**

这个故事或许让许多人联想到了**"安慰剂效应（placebo effect）"**一词。

所谓安慰剂效应，即指病人虽然获得假药，但由于相信"药品有效"，让病患症状得到舒缓的现象。

20 世纪，安慰剂效应一词开始被世人所熟知。1955年，美国哈佛大学医学院的麻醉科医生毕阙博士（Henry K.

Beecher）在美国医学会的一本杂志上发表了经典论文——《强大的安慰剂》（*The Powerful Placebo*）。

在术后镇痛、咳嗽、头痛、焦虑、感冒等各种症状中，安慰剂效应竟对 21% ~ 58% 的症状有效。

话又说回来，所谓的库埃疗法究竟是指什么呢？我们可以用一句话概括它：**每一天，我的各方各面都在不断变好**（Day by day, in every way, I'm getting better and better）。

库埃疗法的精髓在于不断重复这句话。

关键就是在起床后、睡觉前等放松的时刻，大声念出这句魔法般的话语，约重复 20 次。

其理由从脑科学的角度可解释为：越是放松的状态，大脑越容易渗透语言的真谛。

此外，通过使用"听觉"，用耳朵感受语言，可以将语言深深地刻在脑海里。

库埃也曾激励我们："**当你采取行动时，请告诉自己这很简单。如此一来，事情就真的变简单了。**"

不得不说，库埃作为心理暗示的始祖，很多方面值得我们学习。

"在多少时间内完成工作""今天之内必须完成"……
实际运用多巴胺控制法时，请确立小目标，并大声念出该
目标。

次数越多效果越明显。

由于大脑天性懒惰，必须重复多次。

OFF ■ — ON

Step 2 将大目标分解成阶段性小目标

其次是"Step 2 将大目标分解成阶段性小目标"。

为了自由控制多巴胺的分泌，神经心理学家朱迪·威利斯女士（Judy Willis）建议大家**"设定小目标"**。换言之，即**"阶段性小目标法"**（small-step method）。

并非直接挑战大目标，而是将大目标细分为阶段性小目标。如此一来，每次达成小目标时，都能品味成功的喜悦。换言之，即踏踏实实地积累小小的成功体验。

请将重点放在反馈的次数，而非目标的重要性或达成度。

因为目标越大，达成目标所花费的时间越多。一旦过了"望眼欲穿"的心理阶段，就会转变为一种"无所谓的心态"：已经等不及了，随他去吧。

例如，临近 30 岁的普通职员将"成为部长"作为自己的梦想。

在公司这个组织中，究竟花多少年才能成为部长呢？

如果只设定"以年为单位"的大目标，由于目标太过遥远，很容易丧失动力。

当然，将"成为部长"作为梦想也无妨。

请将这个大目标分解成阶段性小目标。

如果细分为"以年为单位""以月为单位""以日为单位"的阶段性小目标，实现大目标的可能性就会大幅提高。

OFF ▉━ ON

Step 3 促进多巴胺分泌

最后是"Step 3 促进多巴胺分泌"。

多巴胺究竟是什么呢?

让我们一起探究多巴胺的本质吧。

多巴胺可以让人记住达成目标后的成就感与充实感。因此,也被称为"快乐物质"（与快乐相关的脑内物质）。

一提起多巴胺,可能大家只会联想到"这是一种快乐物质"。的确,多巴胺与负责给予身体愉悦感的大脑**"奖励机制"**（reward system）关系颇深。

然而，"给予愉悦感"不过是多巴胺众多功能中的一小部分。

或许很少有人关注，但多巴胺与记忆力、注意力、情绪、睡眠、学习等各种人体机能息息相关。

其中，多巴胺与"**干劲**"关系密切。

接下来让我们从专业角度分析与"干劲"息息相关的多巴胺在大脑内的动向。广泛分布着大脑皮质的"中脑边缘多巴胺系统"(mesolimbic dopamine system) 是最重要的奖励机制神经系统。

接收到预期奖励的信号时，"伏隔核"(accumbens nucleus) 通过增加多巴胺的分泌来进行反馈。

当大脑察觉"可能发生大事件"时，无论事件好坏，为了保护自己必须马上行动起来。因此，我们变得干劲十足。

换言之，只要能成功营造类似状态，就可以控制"干劲"。以此为背景，多巴胺也被称为"**干劲激素**"。

接下来我将向大家介绍一项实验，该实验旨在探究"干劲激素多巴胺"的本质。

科学研究证实，感受巨大压力时会刺激多巴胺大量分泌。

有数据表明：**患有PTSD（创伤后应激障碍）的士兵听到枪声后，其体内的多巴胺水平急剧上升**。很显然，该现象与"愉悦感"毫不相干，那么，又是什么导致了多巴胺分泌呢？该研究结果极具启发性。

根据该研究结果，众多专家指出，多巴胺的作用不仅仅是给予"愉悦感"，也与"干劲"密切相关。

近年来，学界将该现象解释为：听到枪声的士兵"为了保护自己免受伤害，大量分泌多巴胺以激发干劲"。

上述案例可以说明，获取奖励前，大脑也能分泌多巴胺。

我们完全可以采取合适的方法利用该特性。

只要在开始"本职工作"前，采取其他手段向大脑传递"可能发生大事件"的信号。大脑便会立刻分泌多巴胺以激发干劲。

如此一来，大脑内的"多巴胺水平"（多巴胺含量）迅速提高。

多巴胺水平上升就会进一步激发干劲，形成良性循环。因此，采用科学健康的手段提高多巴胺水平对我们大有裨益。

但有一点请注意，不要使用易成瘾性手段提高多巴胺水平。

一旦习惯砂糖、咖啡因、酒精、购物、赌博等易成瘾性手段，就难以采用科学健康的手段促进多巴胺分泌。

科学研究表明：在大量动物实验中，一旦采用"非正常手段强行提高多巴胺水平"，就容易引发动物的疯狂自残行为。

接下来我将与大家分享可有效提高多巴胺水平的科学方法，以示参考。

OFF ▮▮ — ON

提高多巴胺水平的方法

- 享受运动（步行或散步、瑜伽等，轻度运动即可）；

- 冥想；

- 专注兴趣（阅读、手工制作、手工艺、乐器演奏、摄影等）；

- 听音乐（但请注意，由于大脑不擅长处理多重任务，所以切勿边听音乐边工作）；

- 寻找新乐趣；

- 挑战新鲜事物。

OFF ███ ─ ON

容易半途而废的共性

了解多巴胺控制法的具体步骤后，是否产生了"我好像也能马上做到""我似乎也能达成大目标"的全新看法呢？

但有一点请注意，你必须确定自己究竟为了何种目标而使用多巴胺控制法。

请将手置于胸前，认真思考自己究竟**"出于何种动机设定了该目标"**。

"因为收入高""因为有面子""因为是公司下达的工作指令""因为父母的期望""因为不想被骂"……

此类动机被称为**"外部动机"**（extrinsic motivation）。

在该模式中，获得奖励或"避免惩罚"等理由成为前进的动力。

受外部动机驱使设定目标时，即使采用多巴胺控制法，也难以做到持之以恒。

那么，究竟哪种情况才能做到持之以恒呢？那就是以纯粹的"自我意志"为前进动力。

"虽然不能增加收入，但工作内容很有趣所以想做下去。""虽然社会知名度很低，但这是我的使命所以想做下去。""想为他人尽一份微薄之力，所以做下去。"……

此类动机被称为**"内部动机"**（intrinsic motivation）。

在该模式中，内心纯粹的自我意志成为前进的动力。

从长远而言，受内部动机驱使而设定的目标更加强大，换言之，即不易半途而废。

当然，外人难以判断其究竟出于何种动机。

因此也有一种观点认为"无论出于何种动机都无妨"。

然而，不同的动力来源会导致不同的结果，因此请偶尔停下来确认一下自己的真实动机。

当然，也存在两种动机相结合的情况，但两者的占比是一个大问题。

此外，随着时间流逝，两者的占比也会发生变化。

有时，明明以外部动机为开始契机，不知不觉内部动机变成了主要动力来源（在年轻人中，这种倾向尤其明显）。

将其类比为孩子与学习的关系就很容易理解了。因为仅仅依靠外部动机，无论花多长时间，都难以令孩子养成主动学习的习惯。例如，教育专家一般都不推荐**"学习后给予小点心（奖励）"**的教育方法。其原因正在于此。

但有时，"最初以外部动机促使其养成良好的学习习惯，然后诱导内部动机转变为主要动力来源"是一个行之有效的方法。

接下来我将与大家分享个人经验。

小学时，我所在的学区规定：进入区立的公立学校必须剃光头。

知道该规定后，我出于"绝对不要剃光头"的强烈信念，自发产生了报考私立中学的想法。

升入高年级后，我抓紧每一分每一秒学习，不仅是放学后的时间，连早上上学前的几十分钟都没有浪费。强迫剃光头的规定竟让我如此恐惧。这就是所谓的外部动机。

但随着时间流逝，我的内心涌现出一种纯粹的想法：通过学习，将来能成为出色的大人就好了。对此我至今仍然记忆犹新。

这就是所谓的内部动机。

最终，成功考上了庆应义塾初中部。

尽管如此，时过境迁，现在的孩子可能很少会像我一样因为不想剃光头而主动投入学习。

但希望大家能够通过这则趣闻轶事，理解一项原则：最初以外部动机为开始契机也无妨。

当然，为了"中途强化内部动机"，诱导至关重要。

事实上，多方见解认为：一味依赖外部动机容易渐渐丧失干劲。

当"体验成功即可获得奖励"这一现象成为常态，人们反而容易丧失动力。

当然，这其实也是大脑讨厌墨守成规的天性所致。该状态被称为"**破坏效应（抑制效应）**"（undermining effect）。

马克·列波尔教授（Mark R. Lepper）、大卫·格瑞尼教授（David Greene）与理查德·尼斯贝特教授（Richard E. Nisbett）三人进行了有关破坏效应的经典实验，即"奖励的隐性成本实验"（1978 年）。实验中，将幼儿园小朋友分为三组，并让小朋友们画画。

- A 组：事先约定"画画可以得到奖励"，且实际给予奖励；
- B 组：不作事先约定，单纯让小朋友们画画，画完后再给予奖励；
- C 组：不作事先约定，单纯让小朋友们画画，且不给予奖励。

研究结果表明：A 组自发绘画的时间有所减少。换言之，过多的奖励反而可能降低个体的内在动机（顺便说一下，B 组与 C 组自发绘画的时间均有所增加）。

可以说，能否保持纯粹的动机也是多巴胺控制法能否持续生效的关键。

从"行为"到"习惯"究竟需要几天？

周而复始地循环使用多巴胺控制法后，由于使用多巴胺控制法已成为习惯，所以阶段性小目标的达成变得越来越容易。

"习惯"竟拥有如此巨大的魔力。

主张幸福主义的哲学家威廉·詹姆斯（William James）曾说过："习惯改变，人格就会随之改变；人格改变，命运就会随之改变。"

英国诗人约翰·德莱顿（John Dryden）也曾说过："首先，我们培养习惯；后来，习惯塑造我们。"

被誉为现代管理学之父的彼得·德鲁克（Peter F. Drucker）也曾教育我们："卓有成效是一种习惯，是惯性能力的累积。为了获得惯性能力，需要不断努力。惯性能力极其纯粹……**习惯的养成必须依靠反复实践。**"

最后一句"必须依靠反复实践"令我印象深刻。那么，究竟经历多少次"反复"才能转化为习惯呢？

让我们一起探究科学的结论吧。

为了探究人类养成新习惯所需的时间，历史上曾进行过大量实验。有关习惯养成的定论现代共有一短一长两个版本，分别为"**21 天法则（3 星期法则）**"与"**66 天法则**"。

"21 天法则"由麦克斯威尔·马尔茨博士（Maxwell Maltz）提出。

马尔茨博士是整形外科学界的权威，同时也是著名的临床心理学家。

他在 1960 年出版的著作《心理控制术》（*Psycho-Cybernetics*）中提出了以下理论：

- 改变心理意象通常至少需要 21 天；

- 接受了整形手术的患者通常需要 21 天来习惯自己的新外貌；

- 手臂或腿部截肢后，幻肢感（感觉手臂或腿部仍然存在）大约会持续 21 天；

- 搬新家后，大约经过 3 周，住户才会有"家"的感觉。

直到 21 世纪的今天，有关习惯养成的研究仍在继续。

为了探究习惯养成所需的时间，2010 年，伦敦大学的费莉帕·勒理博士 (Phillippa Lally) 进行了相关实验。

实验招募了 96 名学生，平均年龄为 27 岁（21 ~ 45 岁），让他们选择一项新习惯，每天重复一次，持续 84 天，看看有多少人可以养成习惯。

其中，27 人选择"吃"（用餐时吃水果等），31 人选择"喝"（喝一瓶水等），34 人选择"运动"（跑步 15 分钟或 50 个仰卧起坐等），4 人选择冥想。

结果表明：养成习惯平均需要 66 天。然而，参与者之间存在巨大差异，有些人只需要 18 天，而有些人则需要 254 天。

根据该实验结果，"66 天法则"备受关注。

尽管如此，由于不同的习惯内容以及个体的差别，所需时间也会出现很大程度的变化。

事实上，相比选择"用餐时吃水果"的参与者，选择"运动"的参与者所花费的时间约为前者的 1.5 倍。

此外，勒理博士的实验也证实了，越是不间断地长期坚持，养成习惯所花费的时间越短。

"间断 1 天"并没有太大影响，但如果"连续间断 2 天以上"或"频繁间断"，就会增加习惯养成所需的时间。

我们必须注意**"连续间断 2 天以上"**这一点。

本书非常推崇马尔茨博士提出的"21 天法则"。

考虑到人类的心理特征，**3 周这个时间跨度不长不短刚刚好。**

此外，对所有人而言，将复杂的行为转化为习惯都绝非易事。

当希望将某个行为转化为新习惯时，建议先选择"尽可能简单的事物"，或者从"小事"开始做起。

不断积累成功的体验，就可以逐渐将复杂的行为转化为习惯。

这种做法或许有些"拐弯抹角",但一郎选手曾说过："最短的捷径就是绕远路。"

接下来让我们开始实际运用多巴胺控制法吧。

你的目标是什么？想要实现怎样的梦想？

如果你还没有明确目标或梦想的话，请继续读下去。相信你一定会有所启发。

剧作家歌德（Johann Wolfgang von Goethe）也曾激励我们："今天所做之事勿候明天。"

第 2 章

立刻行动

OFF ■ — ON

工作带来兴奋感

或许真相令人震惊，但恕我直言，学习、工作、生活中都"鲜有成效"的人往往具有共性。

好不容易坐在办公桌前（即使是固定座位），也会扯出种种"逃避的理由"，**白白浪费"行动时间"**。

"为了便于区分，就从 1 点整开始。""先打个电话再工作。"……为了逃离"非做不可"的工作，大脑不断为自己找借口。换言之，即染上了"无法立刻行动的坏习惯"。

为了实现"立刻行动"，无论身处怎么样的环境，必须先动手做。通过工作活动身体，启动大脑的干劲开关，激发干劲。

该现象在心理学上被称为**"工作刺激"**（**加法作业曲线**），最早由德国精神病学家埃米尔·克雷佩林（Emil Kraepelin）提出。

该现象是指：一旦真正开始工作，就会渐渐投入其中，从而感到兴奋，并激发干劲，变得越来越快乐。

那么，为什么投入工作就能产生干劲呢？从脑科学角度分析，**通过"动手"，工作信号传递至大脑的腹侧苍白球，然后进一步刺激"伏隔核"**（神经细胞的聚集体）。

换言之，"干劲开关＝伏隔核"。

当然，苍白球无法在大脑内独自活跃起来，并刺激伏隔核。

为了调动苍白球的活跃性，活动身体正是一条捷径。

并非"漫无目的地一味等待干劲的产生"，而是"通过行动激发干劲"。

更进一步地说，即使是不擅长的工作，也要以"激发干劲为目标"开始动手做，此为上策。

当必须打电话给棘手的客户时，不要给自己找借口，总想着"太麻烦了，等下再打""客户提出无理要求怎么办，真不想打"等，而是"火速"拨打电话。

当必须提交报告时，不要几天"置之不理"，总想着"多花点儿时间好好写报告"，而是应该立刻行动。

或许有人认为有些"用药过猛"，但从脑科学角度而言，这种"火速""冷不防"正是开始工作的最佳方法。

听起来或许有些自相矛盾，但只有你的身体、你的"行动"才能成功启动大脑的干劲开关。

接下来让我们先了解一下**"趋近成功法则"**（law of the approach gradient）。人类普遍具有一种倾向：往往越"接近终点或目标"时，注意力越集中。

相信大家一定有这样的体验：当实际感觉工作进入尾声时，工作速度、工作效率远胜以往。

即使完全不感兴趣，**也请借助"工作刺激"之力开始工作，最后再利用"趋近成功法则"，高效率且心情舒畅地完成工作。**

只要了解大脑的特性，就可以在无意识中轻松实现多巴胺循环。

OFF ■ — ON

从散步中诞生的惊世杰作

　　或许许多人认为自己无法坐在办公桌前马上投入工作。我非常理解这种心情，每天保持干劲确实非常困难。

　　丧失干劲时建议大家出门步行或散步。其理由在于，希望利用"工作刺激"的原理时，适度的运动可有效促进大脑活动。

　　苹果公司的创始人史蒂夫·乔布斯先生（Steve Jobs）曾说过："如果想提高想象力，那就放下工作出去散步吧。"据说，乔布斯先生本人也经常散步。

当然，热爱散步的可不止乔布斯先生一人。

回顾历史，著名作曲家贝多芬（Ludwig van Beethoven）也热爱散步。据说，他常常在午后出门散步，漫步于维也纳的大街小巷，而且往往会随身携带纸和铅笔，及时记录突然闪现的灵感。

而世界著名的科学家达尔文（Charles Robert Darwin）则在自己家铺设沙石路，建造了一条思考专用的林荫小径。达尔文还制订了一个规则，在小径上堆起一堆石子，步行时每走一次踢走一块石子，并通过"三份石头""四份石头"等说法表现步行的困难程度。

小说家查尔斯·狄更斯（Charles John Huffam Dickens）也是散步爱好者之一，其作品的出场人物大多从步行中诞生。

作为"森林隐居者"而广为人知的作家、思想家亨利·戴维·梭罗先生（Henry David Thoreau）曾在著作中写道："只有在我的腿开始移动时，我的思想才会开始流动。"由此可知，连大文豪都没有一味依靠自身的才华，而是通过积极步行激发创作灵感。

当然，即使从科学角度而言，"散步"与"思考"关系密切。

按照常规理解，散步可以促进全身血液循环，向人体各个器官传输血液中的氧气，也为大脑提供了充足的氧气。通过散步，身体各项机能都得到了提升。

此外，科学研究表明：定期散步还有助于促进脑细胞之间建立新的联系，增加海马体体积，刺激新生神经元的生长，提高神经元之间信息传递的分子水平。

接下来我将深入介绍一项有趣的研究。2014年，美国斯坦福大学的玛丽莉·奥佩佐博士（Marily Oppezzo）与丹尼尔·施瓦茨教授（Daniel Schwartz）通过研究，在实验心理学的权威杂志《实验心理学》（*Journal of Experimental Psychology*）上发表了一篇论文。

研究邀请了176名大学生进行有关"发散性思维"的测试。在其中一项测试中，要求参与者想出轮胎或纽扣等日常用品的"非常规用途"。研究发现，**相比"坐着思考的参与者"，"一边散步一边思考的参与者"提出了更多新颖的用途。**

另一方面，"散步"偶尔也会适得其反。

在通过"cottage（小屋、农舍）""cream（奶油）"与"cake（蛋糕）"三个单词联想一个共同词汇的单词联想测试中，"坐着思考的参与者"表现更加优秀。[正确答案应该是"cheese（奶酪）"。]

研究者表示：**在追求发散性思维的测试中，一边散步一边思考效果更好，而在需要专注思考想出唯一正确答案的测试中，一边散步一边思考反而会适得其反。**

换言之，当需要激发想象力与创造力获取灵感时，建议一边散步一边思考。

此外，2014年的《纽约时报》（*The New York Times*）刊登了该研究小组的另一项报告。报告如下：实验要求参与者在各种条件下散步，并检测散步前后个人创造力的差异。测试表明：在散步中，几乎所有学生的创造力均大幅提升。

而在"思考某样物品多种用途"的实验中，大部分参与者提出的用途数量均增加了60%。这些答案让人耳目一新却又合情合理。

此外，即使参与者停止散步后，其创造力也明显提高。在第二个实验中，相比散步前，参与者散步后提出了更多的用途，而且根据主观判断，其回答质量也有所提升。

散步不仅有助于实现"工作刺激"，连效率、成果也有所提高。我们还有什么理由拒绝散步呢？

OFF ▮— ON

"立刻行动的大脑"只加分不扣分

令人感到讽刺的是，越是完美主义者，越"无法立刻行动"。

过分精益求精、追求质量，结果迟迟无法行动，导致时间大幅延迟。

这种看似"逃避"的行为其实是保护内心健康的"心理防卫机制"之一，你无须因此责备自己。

那么，究竟如何实现"立刻行动"呢？让我们一起探讨行之有效的方法吧。

事实上，有一个切实可行的方法可以**将大脑的思维方式转变为"加分法"**。

越是"追求完美"的人对结果的期望值越高，内心描绘了"极致100分"的完美蓝图，往往会纠结如何达成理想。

如此一来，就容易倾向于"减分法"。由于此类人往往认为"事物理应一切顺利"，所以一旦"失败"或"犯错"，就会过多关注这些"缺憾"，从而丧失前进的动力。

哪怕只是小细节也无妨，请多多关注自己的"小小进步""小小成功"，不断积累"小小欣喜"才能逐渐养成"立刻行动"的习惯。

例如，当需要"制作100页的企划案"时，究竟如何运用加分法呢？让我们详细了解一下。

将资料细分为几个小部分开展工作的方法即心理学所推崇的"王道"。

分成10页或50页都无妨，关键在于选择不会产生心理负担，并且个人感觉"刚刚好"的分法。这就是前文所提及的**"阶段性小目标法"**。

请先从感觉"可以轻易搞定"的部分开始着手。

关键在于每完成一小部分都能品味"成功"的喜悦。虽然肉眼看不见，但保持"现在大脑一定在分泌多巴胺""我竟能完成这个部分，太厉害了"等积极肯定的态度至关重要。

此外，也请关注完成部分的数量，"从 0 变为 1""从 1 变为 2"……数量由小到大逐渐积累，哪怕完成速度慢点儿也无妨。

"发掘成功的意义"正是加分法的真谛。

看了这一连串的流程，大家或许已经发现了，没错，该流程与多巴胺循环如出一辙。

只要运用多巴胺控制法就能将思维方式转变为"加分法"，成功进化为"立刻行动的大脑"。

在此，我们不妨复习一下多巴胺控制法。

多巴胺控制法的具体方法如下：

Step 1　**自我暗示**

Step 2　**将大目标分解成阶段性小目标**

Step 3　**促进多巴胺分泌**

但有一件事一直令我耿耿于怀。

事实上，越是学生时代被称为"**优等生**"的人，其生活方式越容易倾向于减分法。直截了当地说，即害怕失败、畏惧风险的生活态度。

究其原因，可能正是源于义务教育阶段"满分100分"的考试。

究竟如何摆脱"必须拿100分"的固定思维模式呢？我建议大家采用"积分卡制度"。没错，就是在零售店、餐厅、杂货店等常见的积分卡。该方法值得我们学习。

每次确认达成"某项成功"时，积1分。如此一来，一天偶尔能积累好几分。

请制作表格或卡片，敲章或标上记号，实现"积分"的可视化。"可视化"可以给予我们极大的鼓励与无穷的勇气。

此外，积分卡"一个劲儿增加"（只要不使用）这一特点符合心理学追求的理想状态。毕竟不可能有人无缘无故"被店员强行扣除积分"。换言之，我们内心会形成一个根深蒂固的惯性思维：积分是不断增长的。我们可以利用这个思维习惯，让积分卡变成我们可靠的伙伴。

OFF ▮ — ON

放弃追求满分

从脑科学角度而言，"放弃追求完美"才能实现"立刻行动"。

"不需要满分，及格就好。"通过下调目标就可能让工作速度一下子"飞"起来。

"作为交换，增加成果总量。"我们只需在心中做"脑内交易"即可。

拥有超高理想的人或许无法接受"放弃追求满分"，但下调目标的优点远远大于缺点。

首先，它降低了"立刻行动"的心理难度，并且提供了增加成果总量的可能性。

其次，重复产出有利于技术的提高。

此外，通过增加成功体验，也有助于增强自信心。

如此一来，内心就会渴望挑战更高的目标。

或者说，至少可以避免"过分追求完美→无法专注工作→遭受挫折"这一最糟糕的事态。说得极端一点，**能做到勉强及格的"仓促应战"即为理想状态**。

我们不妨思考一下以美国、中国为首的网络和游戏相关企业所提供的服务。包括谷歌（Google）等众多企业都会推出"Beta 测试版"。

所谓"Beta 测试版"即公测版，就是指通过众多用户的使用反馈发现隐藏的 Bug（漏洞）与问题。一般会邀请普通用户免费试用，并要求提交试用反馈（评价）。而提前试用自然是普通用户所喜闻乐见的事，因此可谓双赢互利。

换一个角度而言，在某种程度上，Beta 测试版或许是"仓促应战"型商业模式的代表。

当然，许多行业则不允许使用"Beta 测试版"。例如，人命关天的小汽车研发现场自然不能抱有使用"Beta 测试版"即可的态度。

　　然而，我非常赞成普通职员在个人思想上树立"暂且先完成 Beta 测试版"的态度。

　　极少有工作单靠一个人完成就算结束了，一般都会进行修改与各方面的调整。从这一角度而言，"讲究效率尽快完成 Beta 测试版，暂且保证及格"的目标设定偶尔也算正确。

OFF ■ — ON

速度 or 质量？

事实上，在多数情况下，我们完全没有意识到"立刻行动"的重要性。

任职某企业中层管理者的 W 先生曾对我说："我很惊讶，居然有很多年轻职员认为制作对外企划案时，所花时间越多越好。虽说所有资料的完成质量越高越好，但也有一些工作相比质量更追求速度。因为竞争对手也在做相同的事情。正确判断速度与质量的优先顺序至关重要。"

我完全赞同 W 先生的言论。

人普遍具有一种倾向：容易错误判断速度与质量的优先顺序。

可以这样说，我至今还会弄错某些问题的优先顺序。

例如，邮件回复问题。

"回信应做到有礼有节、滴水不漏。""回信应添加各种信息。"……由于一直抱有此类想法，有一次我曾晚了整整一天才回复邮件。

然而，绝大多数人追求的并非邮件质量。说得极端一点，有些人都快"火烧眉毛"了，只希望尽快得到"YES"或"NO"的答复。

开始接到众多的媒体采访与节目录制要求后，我才意识到这一点。从对方的角度而言，只希望尽快得到"是否接受"的答复。

以此为契机，我终于明白了：只有揣摩他人的心思才能迅速判断速度与质量的优先顺序。

当然，如果有人能在"不受他人影响，专注质量的环境中"踏踏实实地努力，那他无疑非常幸福。然而，即使无法拥有此等理想环境，也必须认识到**"立刻行动也是高品质工作的要求之一"**，努力提高工作速度。

那么，究竟如何正确区分"速度与质量"的优先顺序呢？

接下来，我将向大家介绍**"元认知"**（Metacognition）的概念。

"元认知"是心理学的研究主题之一，指对"自我认知"的认知。

"Metacognition"一词的"Meta"意为"高层次"。换言之，"元认知"可解释为：站在更高视角对自我认知（知觉、记忆、学习、语言、思维等）进行认知。如使用无人机从空中拍摄，俯瞰整体面貌（无人机视角），客观观察自我认知。"元认知"也被称为**"另一个自己"**。

距今 600 年前，能乐大师世阿弥留下了"离见之见"一词。所谓"离见之见"，即指：为了追求能乐的进步，必须从俯瞰舞台的整体视角，客观观察自己的表演。

根据世阿弥大师之言，"出色的能乐表演"是"真正表演的自己"与客观观察表演的"另一个自己"的共同合作。

或许有人会因"两个自己的存在"而陷入混乱。大家不妨回忆一下那句名言。

足球运动员本田圭佑选手在决定转会意大利 AC 米兰足球俱乐部时，曾说过："我询问了内心的**小小本田**，究竟希望效力于哪个俱乐部。小小本田告诉我，他希望效力于意大利 AC 米兰。"

可以说，本田选手正是运用了元认知理论。

此外，国民歌手矢泽永吉先生留下了不少经典语录，其中也有与元认知的相通之处。

有一次，一位工作人员犯错后向矢泽先生道歉，他回应说."我倒是没什么，但真正的**矢泽**义会怎么说呢？"

矢泽先生心中也存在另一个"矢泽"，而且本人深知这一事实。（对于被责骂的工作人员而言，可能无法立刻理解这句话的真正含义。）

当然，大家可不能将这些话简单归纳为"天才们的神秘发言"。从元认知的角度分析，对于所有人而言，正确把握**"自己正在做什么""真正的终点在哪里""他人对于自己的看法与要求"**这三点至关重要。

所谓"元认知的能力"，通俗来说即指"察言观色的能力"。

当然，元认知能力存在个体差异。但该能力并非与生俱来，所以无论是谁，无论从几岁开始，只要努力就能有所提升。让我们放下忧虑，一起提高元认知能力吧！

现在想来，我回复邮件的速度之所以能够加快，正是因为重新认识了元认知能力，并最大限度地发挥了其作用。

"菅原先生，昨晚发给您的邮件还没回信吗？"

接到几次催促电话后，我不禁思考：我的回信速度真的那么慢吗？以此为契机，渐渐学会了使用元认知能力。

通过该能力，我注意到自己与媒体朋友之间回信速度的差异，并学会了正确判断"对方对自己的看法与要求"。

我也因此希望"回应他人的期望"，开始优先考虑回复速度而不是用词的礼貌程度。

如果我一直无法提高元认知能力，那邮件回复速度也永远不会长进。几个月后，我可能会被贴上"回信慢，联系困难"的标签，导致评价一落千丈。换言之，元认知能力的高低可能会成为人生成败的分水岭。

近年来，以 LINE 为代表的即时通讯软件迅速走红，人们开始追求"贴图表情也无妨，赶紧回信"的交流方式。

我自然也深受其恩。的确，与"邮件回复"相比，通过"信息或贴图表情回复"的形式大幅降低了任务的心理难度，也更容易做到迅速回复。

或许我们应时刻铭记，相比"郑重其事的邮件"，现代人更喜欢"通过信息及时表达意见"。

从该风潮引申而言，**或许绝大多数事物都应追求"LINE回复速度"一般的时效性**（除却极少部分）。

此外，请好好记住元认知这个词，以后经常会出现相关内容。

OFF ■ — ON

无法立刻行动源于"认知歪曲"

正如我们所见，"立刻行动"好处多多。

接下来让我们谈谈因"拖拖拉拉"导致的悲剧。

关于公司职员，我们经常听说"承担任务"一词。

"由于不与小组的伙伴合作，一个人默默承担工作，导致整体项目处于停滞状态。""无法胜任工作却不与上级商量，置之不理导致工作延期。"……此类事例，不胜枚举。

"立刻"向他人求助为何如此困难呢？

原因极为复杂，有"认真起来我也应该做得到"的自以为是，也有"向别人求助太丢脸"的面子与自尊心等。

为了改掉"独自承担的坏习惯"，使用前文所提及的"元认知"方法最为有效。

用纸记录下自己承担的任务总量与项目整体的时间表，客观、冷静地分析问题。

此外，也可根据"以前处理相同工作花了多长时间"等方式正确把握自身的能力。

心理学上，也将习惯独自承担的人形容为存在**"认知歪曲"**（cognitive distortion）。

所谓"认知歪曲"，即指人的**"思维习惯"**。

当然，主要是指影响日常生活的偏执、不合理的习惯。

例如，习惯独自承担的人可能会从错误的角度毫无根据地深度解读他人的内心。

可能会**"随意推论"**，认为"反正大家肯定都讨厌我，我还是不要依赖任何人为好"；可能会**"自我评价过高"**，认为"以我的实力肯定能行"；可能会采用**"应该陈述"**，认为"我作为集体的一员，应该自觉完成被赋予的任务"；也可能会有**"乱贴标签"**的倾向，认为"我身居要职，不可能向他人求助"。

如果能察觉自身存在的认知歪曲，并想方设法改正它，那收获的不仅仅是克服坏习惯，而是全面降低"立刻行动"的难度，世界也将豁然开阔。

事实上，**认知歪曲一词源于精神科与精神内科所使用的"认知行为疗法"**。虽然认知歪曲这个概念还不被大众所熟知，但我们只需记住这个概念，便有助于控制大脑。

OFF ■—| ON

"立刻行动"的行动指南

①活动身体；

②步行（散步）；

③放弃追求完美，运用加分法进行思考；

④放弃"满分"，追求"勉强及格"；

⑤即使不感兴趣也要积极动手做；

⑥摆脱自以为是的思维方式（察觉自身存在的认知歪曲，并想方设法改变它）。

第 3 章

积极行动、快速行动

OFF ■ — ON

拖延是全世界共同的烦恼

"积极行动""快速行动"的反义词应该就是"拖延"了吧。

让我们先谈谈"拖延"行为。

事实上，我非常理解"拖延"的心理。

儿童时期，我也曾将暑假作业拖到开学前夕才仓促完成。

长大后成为医生，本职工作虽未曾"拖延"，但受委托的撰稿工作等却常常拖到截稿日前夕才仓促完成。

事实上，**拖延是心理的正常"防卫机制"，也是懒惰且喜爱节约能量的大脑典型行为。**

事先声明，这可不是自我辩解，其证据就是全世界都有人因拖延的习惯而苦恼。在科学领域，拖延甚至成了重大研究课题之一。

可以说，无论是"聪慧"的人，或是已经留下丰功伟绩的人，每天都在与大脑的"拖延"习惯做斗争。

"拖延"现象在心理学上被称为**拖延症**(procrastination)。

加拿大卡尔加里大学的皮尔斯•斯蒂尔教授（Piers Steel）因"拖延"的研究而广为人知，他将"拖延症"定义为：**主动拖延一项既定任务的执行，哪怕明知道这样做可能会使情况恶化。**

虽然这个长长的英文单词无法准确地用日语翻译，但根据单词的微妙语感似乎就能联想到其中含义。

令人震惊的是，2007 年，斯蒂尔教授进行的元分析（复数研究结果的分析）结果表明：80%～95%的大学生因拖延症而苦恼。此外，拥有此类习惯的人被称为**拖延症患者**（procrastinator）。

虽然这不是什么值得光荣的事，但知道"自己的习惯拥有专业术语"时，总觉得有一种安心感。

"拖延"是人类共同的巨大烦恼！

OFF ▮—ON

大脑设定了拖延程序

接下来让我们以科学的角度分析发生"拖延"行为时在大脑中所发生的一切。

不知大家是否听过这样一种说法：总体而言，大脑具有两种特性，"遵循本能的旧脑"与"充满理性的新脑"。

准确来说，一种即**"大脑边缘系统"**，主要管理斗争心、恐惧等动物的本能情感；另一种即**"前额皮质"**，主要管理思考未来等人类的理性。

请想象一下，大脑内两种特性争吵不休。

遵循本能的旧脑与充满理性的新脑，哪种大脑占据主导地位将对我们的行为产生重大影响。

遵循本能的"大脑边缘系统"一直处于活跃状态，因此随时可以迅速行动。但同时，它也不擅长深入思考未来，倾向于选择轻松的方式，追求"暂时的愉悦感"。

而充满理性的"前额皮质"则行动迟缓。相比"人脑边缘系统"，"前额皮质"的一切选择都必须花费时间。

我们不妨将这两种特性进行拟人化。

充满理性却行动迟缓的"前额皮质"难以阻止或说服追求轻松愉悦且行动迅速的"大脑边缘系统"。

而这种"令人苦恼的关系"正是两者的宿命。

"充满理性的前额皮质容易输给遵循本能的大脑边缘系统"，这种力量关系也充分展示了人类与生俱来的天性。然而，这种力量关系并非一成不变，通过努力、自我意志或训练，极有可能打破两者的力量平衡。人之所以为人，正在于此。

为了打破旧脑与新脑的平衡，关键在于"前额皮质"的活跃性。

大脑具有"可塑性"，结构形状仍然可能发生改变。

例如，研究证实了"进行深入思考"是调动"前额皮质"活跃性的有效手段。有报告指出：**事实上，当经过深入思考再行动时，"大脑边缘系统"组成部分之一的"小脑扁桃体"缩小，同时"灰白质"体积增加。**换言之，即"大脑的构造发生了改变"。

大家对于"灰白质"一词或许不太熟悉。通俗来说，即神经细胞的聚集体。也就是大脑图解中呈现褶皱的部分。

"灰白质"主要，用于分析处理各种信息。由于承担了大部分的高级处理任务，所以学界普遍认为"灰白质越多越好"。

换言之，如果缺乏控制大脑行为的超强意志力，大脑就会遵循设定的程序，进行"拖延"。

OFF ▮ — ON

过度的心理压力可能导致拖延症

2015 年，英国谢菲尔德大学的弗希雅·西华教授（Fuschia Sirois）在英国医学杂志 *Journal of Behavioral Medicine* 上指出：具有拖延倾向的人难以理解自己的判断与行为将对未来造成怎样的影响。他们认为未来非常抽象，与自己毫无瓜葛，缺乏对未来生活的情感认同。

该状态被称为**"短视思维"**（temporal myopia）。

此外，由于该原因，相比忧虑未来，人们总是强迫自己关注眼前的烦心事，从而产生巨大压力。

该现象极富启发性。

简单来说，**被消极情绪所支配，陷入极度不安、焦虑的状态时，容易产生拖延行为。**

这一点，相信大家也深有体会。

为了告别拖延行为，真正实现"积极行动、快速行动"，关键在于完美释放压力。

尽管如此，有些人因外在因素而承受巨大压力，此类人难以有效缓解压力。因此我们必须在日常生活中注意缓解压力。

多方观点认为：情感控制是告别拖延行为的有效手段。

毫无疑问，不安、焦虑等消极情绪容易阻碍我们真正实现"积极行动、快速行动"。

OFF ▮ — ON

从优化电脑配置开始行动

那么，究竟如何成功克服拖延症，成为"积极行动、快速行动"的人呢？

我建议大家**"从身边做起，改善生活环境"**。

这种方法或许稍显朴素，但不会对大脑造成额外负担，而且能有效地改变自身行为。

例如，"希望克服过度使用网络的习惯"也是常见问题之一。

许多人明明并非工作时需要使用网络搜索（SNS 活动），却总是不由自主地使用网络。**原本为我们的生活带来无限便利的网络却成了拖延症的原因之一。**

当然，部分研究者还是异常敏锐地捕捉到了时代潮流。

前文所提及的皮尔斯·斯蒂尔教授的研究小组与软件研发公司合作，进行了"拖延症"应对策略的研究。例如，与以北京为据点的 Saent 公司共同合作，成功研发了一种软件，可阻止使用者进行与本职工作无关的电脑操作。

在日本，也可以通过网购购买 Saent 公司的产品。

简单而言，该产品就是用于提高生产效率的设备。一旦将该产品放置于桌面，在设定时间内（30 分钟 /50 分钟 /90 分钟）就无法浏览 SNS 等相关网站。换言之，即处于虚拟监禁状态。

一旦解除"监禁"，设备就会发光，恢复正常状态。

Saent 公司认为：**在联网的状态下，仅 3% 的网民能高效处理多重任务。**绝大多数人都会拖延重要工作，漫无目的地浏览无关网站，进行所谓的"任务切换"。稍后我将对此现象进行详细说明。

借助此类软件或设备对个人电脑进行优化配置的方法极其有效，通过该方式，我们可以创造适宜"积极行动、快速行动"的理想环境。

OFF ▬ ─ ON

积极勤勉才是最好的生活态度

请扪心自问，你心中是否存在"积极勤勉＝老土"的
偏见呢？

大家不妨回忆一下学生时代。

周围几乎没有人会公开说"我正在努力学习"。

因为"未经辛勤努力却取得了好成绩"的人更容易成为
话题中心。

"明明没有好好学习，考试却取得了高分。""临时抱
佛脚却通过了考试。"……的确，此类"英勇传说"广受

支持也属人之常情。

因为"努力学习取得了好成绩"的结果并不让人意外。

此外，部分男性存在一种极其显著的倾向，认为"**积极勤勉＝不合理**"，并希望回避该行为。该倾向展现了一种正确的思维方式：与其长时间的辛勤努力，不如每次增加负担，力求短期内解决问题。这样可以减轻心理负担，也更节约时间。

的确，相比"长期脚踏实地的努力"，如果能通过"短期专注其中"的方式取得成效，那也无可厚非。然而，有些成功必须通过"长期脚踏实地的努力"才能获得成功。

我们不妨想象一下一流运动员的人生历程。

在功成名就的选手中，几乎没有人"未经辛勤努力却取得了好成绩"。

例如前文所提及的一郎选手，或者已故的前日本橄榄球队主教练平尾诚二先生。而花样滑冰的羽生结弦选手或宇野昌磨选手的成功自然也是源于坚持不懈的训练。

我很喜欢平尾主教练年轻时的一则趣闻轶事。我是平尾主教练的铁杆粉丝，阅读过无数相关著作以及新闻采访。其中，平尾主教练提到："即使经过严格的训练，回家后还是会一个人练球。"我对此印象深刻。

果然,不经"辛勤努力"难以造就优秀人才。当然,我们也无须以一流运动员的标准要求自己。**首先,改变自己的观念,相信"积极勤勉＝出色"。**

其次,暗示自己"我能积极行动",并不断运用多巴胺控制法。

然后请尝试客观评价自己。

例如,"最近变勤奋了""与之前相比,感觉处理重要工作的速度加快了"……

一旦有所进步立刻称赞自己。

运用多巴胺控制法时,自我评价是不可或缺的一部分。由于自我评价一般在大脑中进行,所以不易受他人评价的影响。

OFF ▮ — ON

"积极行动"不适用于反感之事

一流运动员总是坚持不懈地刻苦训练。其精神值得我们学习。但有一点请注意，**之所以能够坚持不懈地"积极"努力，正是由于"喜爱之情"。**

如果你对于"积极行动"有所抵触，或者心存疑惑、深感压力，那该事物或许正是你反感的对象。

倘若如此，那你**真正需要做的或许并非"积极行动"。**不加分析地一味坚持、勤奋努力，也只是自我折磨罢了。

此外，使他人能够做到"积极行动"的事情不一定适合自己。

因为人各有好恶，兴趣、爱好各有所异，激发自我干劲的领域自然也不尽相同。

"人生旅途各不相同"，自然不可"相提并论"。这种心态也极其重要。

OFF ■ — ON

切勿"乱贴标签"

正如前文所说，一旦存在"认知歪曲"就难以做到"立刻行动"。

与此同理，"积极行动、快速行动"的难度也将大幅提升。

例如，**"乱贴标签"**（labeling and mislabeling）正是常见的认知歪曲形式之一。

所谓乱贴标签，即指根据固有的消极印象，狭隘地评价自己或他人。其最大特征之一就是完全不考虑所处的环境或特殊的附加条件，仅通过固有印象轻易下结论，而且往往是消极、负面的评价。

最容易理解的大概就是学历标签了吧，例如"他毕业于某名牌大学"等。

崇尚实力至上主义的世界中仍有许多人"最初以学历作为判断的重要标准"。这其实也是懒惰且喜爱节约能量的大脑所致。**因为与其认真探究"真正实力"，不如先贴上学历标签，"完成评价的错觉"令大脑倍感轻松。**

此类将复杂对象过度简化的思维方式被称为**"还原主义"**（reductionism）。

类似"我反正……"的句子也是乱贴标签的一种。

乱贴标签的对象不限于他人，也包括通过特定概念判定自己。此类行为容易令自己自卑、焦虑，陷入自我否定的泥沼，因此必须特别警惕。

即使因种种原因、种种情况，对现在的自己产生了某些看法，也必须将这一种"结果"与本质的自我人格区分看待，不能因此损害自我价值。

倘若任由这种歪曲的认知方式自由发展，观念固化，便无法站在客观角度看待事物，甚至连生存本身也将成为一种负担。

即使按照常规理解，乱贴标签的倾向也绝不可取。而且此类倾向有时也会阻碍我们"积极行动、快速行动"，因此必须特别警惕。

患者 Y 先生经常光顾我的诊所。

以某项检查为契机，Y 先生必须进行血压管理。

我要求 Y 先生"每天在自己家量血压"，而 Y 先生的反应完全出乎我的意料。

他以一种非常强烈的语气提出异议："我根本不可能每天测血压"，并强调自己"完全没有自信进行血压管理"。

我非常理解患者因初次的血压管理而感到为难的心情。

然而，患者"自信满满"地坚持"完全没有自信进行血压管理"，其行为有些自相矛盾。宛如修禅问答一般，Y 先生竟对**"自己没有自信一事充满自信"**。

随后，我花了一些时间强调血压管理的重要性。当 Y 先生真正开始血压管理后，却一切顺利。

可以说，通过对话，坚持"完全没有自信进行血压管理"的 Y 先生成功撕下了身上的标签。

此类通过察觉自相矛盾与强烈的自以为是而改变思维方式的现象被称为**"重塑"**（reframing）。顾名思义，就是指重新塑造思维方式。

无论何种事物，换一种角度看待，便能改变固有观念，获得截然不同的全新感受。

重塑作为认知心理疗法之一，难以独自进行，因此通常需要由医生、心理咨询师等专家陪同。但我们只需记住这个概念，便能在大脑内独自进行建设性对话，改变思维方式。

或许你也给自己贴上了"不擅长积极行动、快速行动"的标签。我们不妨通过不断重塑思维方式，察觉自身存在的偏见，撕下这些"标签"。

"因为我根本做不到积极勤勉。""我性格上存在缺陷，无法积极行动。"……给自己贴上消极标签的同时，这些标签也将成为束缚人生的强烈诅咒。

OFF ▮━ ON

"错误成功体验"助长拖延行为

拒绝"积极行动、快速行动"，一味钻空子偷懒随后将带来无数的烦恼与艰辛。

企业的会计事务、计算员工交通费与开支的"精算工作"可算其典型事例之一。

因为追求计算的准确性，所以在拥有准确记忆的时间内完成工作为佳。然而，受其他"优先事物"的影响，不知不觉养成了拖延的坏习惯。

一位管理者曾告诉我，他有这样一个烦恼："因为会计会帮忙完成计算工作，所以把发票送过去就行了。但是我连这种简单的工作也无法尽快完成，直到被催促才发现手头积累了几个月的发票。"

"虽然很期待能拿钱，但想到所需的时间、精力就迟迟无法行动。"如此感叹的商务人士也不在少数。

当有人问我"究竟如何克服拖延症"时，我会回答："**遭受一次挫折方为捷径。**"

那么，"挫折"究竟是指什么呢？接下来我将详细解释"挫折"的含义。

可以说，无论是会计事务，还是精算工作，拖延症患者往往"至今从未遭受挫折"。

例如，即使被他人斥责、埋怨"提交太晚"，但最终顺利解决了问题。

即使忘记了"这张 3 个月前的出租车发票究竟是从哪里坐到哪里"，但翻看工作日程表便轻松记起。换言之，由于亲身感受了某种"成功体验"，所以认为"稍作拖延无伤大碍"，养成了不断拖延的坏习惯。

可以说，"过去不光彩的成功体验成了拖延的原因"。因此我将这种"成功体验"称之为"**错误成功体验**"。

其他情况也符合错误成功体验的范畴。

例如，之所以将暑假作业拖到 8 月下旬，正因为"去年也在开学前夕仓促完成了作业"这个错误成功体验。

之所以考试前临时抱佛脚，正因为"**每次都顺利通过了考试**"这个错误成功体验。

而对于另外一些事情，我们通常不易产生拖延的想法。

例如，小学一年级或新入职时期，或许由于身处全新的环境，心情紧张，所以各种场合都不易产生"拖延"的想法。

接下来让我们回归正题，继续谈谈有关"挫折"的话题。

遭受"挫折"便能轻松克服拖延症。

如果你被财务部告知"因为这个月的发票晚了一天提交，所以无法报销垫付的 10 万日元"，结果又如何呢？

虽然这只是假设，但相信只要经历过一次，下个月开始你绝对不会再选择拖延了。

为了克服拖延会计事物与精算工作的习惯，可采用一个切实可行的方法，即"依靠外界强制手段"。

你可以与会计师签订顾问服务协议，制定"没有按时提交发票须支付罚款"的规则。

相反地，也可以采用"奖励"制度。

制定"每次获得的公司报销均放入储蓄罐"的个人规则，实现金钱增加的可视化。**通过该方法促进多巴胺分泌，让大脑记住"精算即可增加金钱"的快乐。**

如此一来，该行为不久便会转化为习惯。

"尽快提交发票让会计高兴"的动机或许也不错。看到会计高兴的样子，便会记住为他人带来快乐的愉悦感，从而产生"下次也尽快提交发票"的想法。

关键在于"忘记错误成功体验"或"改写正确成功体验的记忆"。

OFF ▮━| ON

偶尔也需要"拖延"

事实上，有些事物无须"积极行动、快速行动"。

有时，"拖到最后期限再集中解决问题"的方法更为合理。

当然，具体情况因人而异。

关键在于根据个人价值观进行判断。

如果一切事情都坚持"积极行动、快速行动"的原则，反而无法全心投入真正重要的事情，甚至影响重要本职工作的完成质量。

我建议大家明确区分"需要积极行动、快速行动的事情"以及"可以稍后敷衍了事的事情"。

接下来我将谈谈商务人士 M 先生的故事。

在企业任职的 M 先生表现活跃，在某个领域取得了非凡的成就。

我有幸获得了与 M 先生交谈的机会。

我出于职业兴趣询问 M 先生："您有什么烦恼吗？"

M 先生回答说："申请公司报销的精算工作非常麻烦。"

正如上文所说，对于所有人而言，精算工作都非常麻烦。

于是，我采用重塑的方法对 M 先生说："能够感受报销工作的麻烦是一种幸福。因为这正是本职工作一切顺利的证明。世界上一定有人觉得拿回垫付的钱是工薪阶级生活的最大乐趣。进行精算工作时，不妨转换思维，将这种麻烦看作本职工作忙碌、充实的证明。"

M 先生对我的回答感到惊讶，回应说："原来还有这种方法。这样一想的话，麻烦的精算工作似乎也不算什么了。"

正如前文所示，只要能启动大脑的干劲开关，就能无数次激发干劲。尽管如此，但人的体力与能力有其极限。

为了将注意力集中于主要任务，百分之百地发挥实力，必须严格区分"可以稍后敷衍了事的事物"。这一点虽是老生常谈，但极其关键。

接下来我将介绍一项支持该观点的实验结果。

2016 年，美国约翰霍普金斯大学心理学家的研究证实，人如果知道自己**"应该无视的事情"**，就可以提高发现关键事情的速度。

在实验中，电脑屏幕将展现不同颜色的拉丁字母，而参与者必须从中找出特定的字母（"B"或"F"）。

实验分为两种，一种提供了"需要寻找的字母并非某种颜色"的信息，另一种则"不提供任何信息"。实验反复进行了多次。

结果表明：事先获得信息的参与者一开始感到困惑，反而花了更多时间发现字母；但经过几次实验后，相比未获得任何信息的参与者，事先获得信息的参与者速度明显加快。

研究者表示：该实验与注意力、集中力息息相关。对于放射科医生、机场安检员等需要视觉辨别能力的职业而言，忽视能力至关重要。

一般认为，"如何判断、处理重要任务"关键在于注意力。但与此同时，我们也必须想方设法限制或忽视妨碍重要任务的其他因素。

　　从该实验引申而言，为了提高注意力与集中力，**我们也应学习分辨"可以稍后敷衍了事的事情"，甚至是"可以无视的事情"。**

　　心理学术语中存在**"抑制"**（suppression）一词，即指大脑拥有无视多余工作的机能。

　　事先决定"可以稍后敷衍了事的事情"，有助于发挥大脑的"抑制"机能。

　　从科学角度而言，"拖延""拖到最后期限仓促动手""将工作积累起来一起做"等乍一看懒惰的行为具有其合理性。

　　可以说，我们偶尔也需要"拖延"。

人类天生不擅长处理多重任务

过于追求"积极行动、快速行动"的人为了在有限时间内完成多项任务，倾向于同时处理任务。

换言之，即**"多重任务"**的处理模式。

现代人的生活极端忙碌，而各种电子设备似乎看穿了现代人的内心需求，一一登场亮相。

例如，虚拟助理"Siri"的强化版"Apple Watch"，或者可与"Siri"连接使用的无线耳机"AirPods"……

我也实际使用过几次，但感觉用起来非常困难。

例如，在清扫中询问"天气状况"，虽然一些设备可以做出回应，但似乎无法一边清扫一边理解问题，几乎都停止了清扫。

为了避免引起误会，事先声明我非常喜欢尝试新款电子设备、软件、应用、游戏以及家电产品。

能够接触广大开发者的"智慧结晶"，让人倍感喜悦。

因此，我对于"Siri"等虚拟助手满怀期待。但作为神经外科专家，我必须明确指出：**大脑喜欢"处理单项任务"**。

一旦说起这个话题，常常会有人以"开车"为例进行反驳。

开车是多重任务的累积，需要大脑"连轴转"。不仅需要观察前方，还需要注意后视镜，控制汽车行驶等。

因此，有人会反驳说："开车正是多重任务。因为许多人都会开车，所以人理应擅长处理多重任务。"

但严格来说，开车不过是单项任务的累积罢了。

乍一看似乎正在高效处理多重任务，事实上只不过在进行任务"切换"。

准确而言，大部分"擅长处理多重任务"的人"**只不过在高速切换大脑开关**"。

众多专家均指出，大脑不擅长处理多重任务。

例如，2015 年，德沃拉·扎克先生（Dvora Zac）在美国商务杂志《创业者》（*Entrepreneur*）上指出：对于神经科学工作者而言，大家所谓的多重任务只不过是任务切换。换言之，即短时间内来回处理多项任务。

此外，扎克先生认为：**任务切换会使工作效率降低 40%，也会成为脑萎缩的原因之**　；短时间内进行高速的任务转换，容易令大脑超负荷工作，导致灰白质体积缩小。

通俗来说，大脑只能集中处理单项任务。

读至此处，相信大家已经理解了吧。大脑并非勤奋、专一，而是天生喜爱节约能量的器官。

"只能处理单项任务"这一点并不让人意外。

此外，另一种观点认为：**大脑之所以希望处理多重任务，是因为想要获得新异刺激。**

当大脑对"主要任务"产生厌倦感，缺乏刺激时，用于接收预期奖励的"奖励预期荷尔蒙"多巴胺的分泌开始减少。为了获得多巴胺，大脑会迅速寻找能够给予新异刺激的"其他任务"，并开始启动该任务。

换言之，从某种意义而言，大脑"极度渴望"获得新异刺激。

"我竟然希望处理多重任务，难道我其实很优秀？""多重任务似乎很锻炼大脑。"……或许有人会产生此类看法。我非常理解这种心情。但事实上，多数情况下都隐藏着大脑**"无法专注于主要任务，希望开启其他任务"的需求**。

因此，大脑希望"处理多重任务"或许只是证明大脑对主要任务产生了厌倦感。建议大家稍事休息，转换一下心情。

OFF ▮ — ON

过度的多重任务处理习惯可能导致痴呆症？

　　我之所以不建议大家处理多重任务，是**因为大脑感觉疲劳就会消耗比平时更多的能量。** 消耗能量自然会产生全身的疲劳感。

　　就身边的例子而言，我也不建议大家"边听带歌词的音乐边工作"。因为大脑喜欢"处理单项任务"。

　　此外，越希望处理多重任务，越容易造成压力过大。压力长期累积，容易引发被称为压力荷尔蒙的肾上腺素与皮质醇大量分泌。

相关研究结果令人震惊：**如果养成了多重任务处理习惯，将增加患痴呆症的风险。**

当然，不限于虚拟助手，人一旦专注于某项任务，就不容易察觉其他刺激。

这种状态在心理学上被称为**"非注意盲视"**（inattentional blindness）。通过**"看不见的大猩猩实验"**（invisible gorilla），非注意盲视一词开始变得广为人知。

实验中，参与者需要看一段许多人相互传篮球的视频，并数出"穿白衣者的传球次数"。

而视频背景中，一个穿大猩猩卡通人偶服装、打扮成大猩猩模样的人走进他们中间，面对镜头做动作后离开。但实验结果表明，绝大多数参与者并没有注意到大猩猩。

听起来有点像虚构的故事，但可以说，我们的大脑竟是如此不靠谱。

如果世界上众多的技术开发者能够更加熟悉大脑的机能，或许能发明更加实用的虚拟助手。未来的发展非常令人期待。

OFF ▬ — ON

"整洁的环境"提升专注力

本章最后，我们来谈谈必须快速行动的事情——"打扫"。一旦缺乏"干劲"，"舍弃"与"整理"问题将严重困扰我们。

那么，偷懒不打扫卫生究竟将造成怎么样的后果呢？科学研究证实了其缺点。

你一旦了解其缺点，一定会启动"展望理论"，"为了不吃亏而下决心进行打扫"，从而激发干劲。接下来我将向大家介绍两个实验结果。

2011 年，美国普林斯顿大学的神经科学研究小组发表了以下研究结果：杂乱的环境容易导致注意力不集中。

实验中，参与者被分成两组，分别待在整洁的环境与杂乱的环境中，研究人员观察两者的大脑反应。实验结果表明：**杂乱的环境容易分散注意力，导致注意力不集中。**

其理由非常简单：无论本人是否想专注于工作，房间中的事物都会发出讯息干扰其注意力。

在杂乱的环境中，每种事物似乎都在发出"看我看我！"的讯息，从而干扰大脑注意力。

加州大学洛杉矶分校（UCLA）的研究小组曾对洛杉矶32 个家庭的生活进行了调查，并于 2013 年在 YouTube 上公开了调查情况。

一连串的实验结果令人震惊：**当目睹家中杂乱的环境时，压力荷尔蒙皮质醇的水平将有所上升。**

所谓皮质醇，即肾上腺皮质分泌的荷尔蒙之一。当感到压力时，大脑将分泌皮质醇，并刺激交感神经，导致血压上升、心跳加快。因此，皮质醇也被称为"压力荷尔蒙"。

皮质醇分泌过多将产生抗炎作用。

具体而言，容易导致免疫力下降，加速身体老化，影响身心健康等。

　　而且毫无疑问，"垃圾屋"与"杂乱的环境"也不符合卫生要求。

　　此外，请想象一下，皮质醇水平不断上升会对心脏与大脑带来负担。如此一来，你是不是突然产生了"大扫除"的想法？

OFF ■ — ON

多巴胺控制法有助于养成好习惯

　　成功解决了"舍弃"与"整理"的问题，我们将获得成就感与满足感，从而促进大脑分泌多巴胺。

　　此行为也有助于缓解或消除压力。多巴胺激发了"干劲"，帮助我们轻松摆脱压力。

　　而且也有助于产生"希望再次打扫"的想法。

　　依靠"工作刺激"之力开始"舍弃"与"整理"工作，这种做法看似有些"拐弯抹角"，实为最短的捷径。

尽管如此，毫无计划地开始工作只会令自己中途"感到疲劳"，甚至遭受挫折。

关键在于运用阶段性小目标法，逐步落实、稳步前进。

如果设定了"将整个住宅打扫干净"的大目标，可以分解成类似"将一个房间打扫干净"的阶段性小目标。

完成第一次打扫后，我们将获得成就感，从而促进多巴胺分泌，接下来便会白发开始第二次打扫。如此一来，我们就能循环使用"多巴胺控制法"。

此外，通过拍摄打扫前后的对比图，实现工作"可视化"的方法也极其有效。**我们可以无数次品味"认真努力过"的成就感（分泌多巴胺）。**

还有一点必须说明，打扫的优先顺序因人而异。

设定阶段性小目标时，任务的优先顺序因人而异，且差别巨大。

有人"希望整理儿童房的众多玩具"，也有人"希望整理藏书"。

为了进一步促进多巴胺分泌，关键在于以自己的内心渴望为中心制定计划。

从脑科学角度而言，相比"被妻子（丈夫）说了一通，不得已制订打扫计划"，"为了见到家人的笑脸，自发开始打扫"的形式最为理想。

OFF ▮ — ON

"积极行动、快速行动"的行动指南

①缓解过度的心理压力；

②摆脱消极情绪；

③确保身边存在支持、管控自己的人；

④通过电子设备等身边的工具创造远离拖延行为的理想环境；

⑤树立"积极行动＝出色"的价值观；

⑥慎重分辨真正需要"积极行动、快速行动"的事物；

⑦不给自己乱贴标签；

⑧ "忘记错误成功体验" 或 "改写正确成功体验"；

⑨摆脱多重任务，贯彻单项任务处理习惯；

⑩在打扫、整理中运用 "阶段性小目标法"，进行多巴胺控制。

第 4 章

持之以恒

OFF ▬ — ON

"喜新厌旧"乃人之常情

为了实现目标，"持之以恒"地每天坚持某项特定任务绝非易事。当然，许多人成功将"持之以恒"转化为习惯，经过多年努力，实现了伟大的梦想。

毫无疑问，这些人的大脑中一定运用了"多巴胺控制法"。**暗示自己"我能行""我能做到持之以恒"，逐步完成小任务，促进快乐物质多巴胺的分泌。**

那么，究竟如何轻松养成多巴胺控制的习惯，并做到持之以恒呢？本章让我们一起探究关于"持之以恒"的话题。

首先，我们谈谈为什么难以做到"持之以恒"。

从脑科学角度分析，原因非常简单：**因为人往往"喜新厌旧"**。

经常有人会说自己"喜新厌旧"，事实上，从脑科学角度而言，"喜新厌旧"乃人之常情。

人会对行为本身产生厌倦感，自然也会对奖励产生厌倦感。

或许有人认为"对奖励产生厌倦感太过奢侈"，但非常遗憾，这就是事实。

如果总是获得相同奖励、缺少奖励，或者奖励稍显魅力不足，大脑便一下子失去了兴趣。

如果希望大脑持续工作，必须不断更新奖励。

事实上，迅速"习惯"刺激正是大脑的工作之一。 如果总是保持"不习惯""充满新鲜感"的状态，大脑将消耗巨大的能量，同时也容易感到疲劳。"习惯"对于维持大脑机能至关重要。

"习惯"与适应行为在心理学上被称为**"习惯化"**（habituation）。简单而言，即"公式化"。

研究证实，习惯化现象不仅存在于人类社会，而且同样存在于动物之中。

然而，即使已经对某一刺激形成习惯化，当一个新异刺激出现时，又会重新做出反应。该现象被称为**"去习惯化"**（dishabituation）。

利用习惯化与去习惯化的两者关系进行研究的方法被称为"习惯化与去习惯化方法"。通过该研究方法，已经明确了婴幼儿的多种特性。

为了了解习惯化与去习惯化的两者关系，大家不妨思考一下婴儿的行为。

给婴儿呈现某个物品时，一开始婴儿会一直盯着看。因为婴儿最喜欢新奇的事物。

然而，当连续呈现同一个物品时，婴儿逐渐习惯了该物品，不再做出反应。这就是"习惯化"。从婴儿的角度而言，已经对该物品失去了兴趣。

此时，变换新的物品呈现给婴儿，婴儿将重新做出反应。因为婴儿知道此物品"与刚才的物品完全不同"。

这种对新异刺激重新做出反应的现象即"去习惯化"。

也有一些实验针对习惯化与去习惯化现象发生的大脑部位进行了探究。接下来我将向大家介绍大阪大学中野珠实副教授的研究。

中野副教授针对婴儿早期的额叶活动进行了研究。

研究表明：如果一直在婴幼儿面前发出"babababa"的声音，突然变换为"pa"时，额叶的某个部分发生了习惯化与去习惯化的现象。

众多脑科学家均指出，额叶正是大脑的关键部位。

此外，该实验结果证实，"婴儿也会产生厌倦感"。

连人生刚刚起步的婴儿都会"产生厌倦感"。因此，成年人"产生厌倦感"自然也是理所当然。

向大脑连续不断地展示"感兴趣的对象"。这正是可"持续生效"的多巴胺控制法。只要像讨好婴儿一般，让大脑感到快乐就行了。

只要了解大脑"总是渴望新异刺激"的特性，就能高效运用多巴胺控制法。

OFF ▢ — ON

"游戏化" 防止思维 "公式化"

为了与"总是渴望新异刺激"的大脑保持良好关系，促使多巴胺控制法"持续生效"，请务必记住这个概念——**"游戏化"**（gamifaction）。

所谓游戏化，即指将"游戏"融入工作。**为了调动个人积极性，使自己自发地朝着某个目标前进，可以运用游戏化思维让枯燥的工作变得有趣。**

专门提供游戏化系统的美国瑞波（Ripple）公司 CEO 丹尼尔·德波先生（Daniel Debow）将游戏化定义为：游戏

化并非指将工作看作儿戏，敷衍了事。而是贴近人类天性，激发个人积极性的一种方式。

接下来我将介绍一个游戏化的经典案例——"省电游戏"。

相信没有人会因听到"省电"一词而感到"兴奋""雀跃"。

然而，通过运用游戏化思维，连"省电"都能变得非常有趣。

东日本大地震发生后，省电风潮盛行。与 Twitter 联动的省电游戏"#denkimeter"闪亮登场。

用户每天或每个小时确认自己家的电表，在 Twitter 上发状态的同时，将数据输入省电游戏的官方网站，即可算出省电"战斗力"。然后用户相互比拼所获得的积分。

通过此类方式，游戏要素作为一种活动形式开始走向大众化，并迅速融入社会生活。

脑科学研究也证实了游戏化思维可以推动大脑运转，促进多巴胺分泌。

大脑非常热爱游戏。或者说，大脑喜欢玩耍。

只要合理运用游戏化思维，大脑自然而然就会变得干劲十足。在个人的大脑内建立此类工作模式，就能使多巴胺控制法"持续生效"。

美国知名游戏设计师简·麦戈尼格尔女士（Jane McGonigal）有关游戏化的言论深入人心。

我非常喜欢汇聚全世界聪明才智的 TED 演讲大会（Technology Entertainment Design），因此经常观看相关演讲视频，而麦戈尼格尔女士的演讲极具创新、充满激情。

以下"运用游戏化思维的 4 大要点"出自麦戈尼格尔女士 2010 年的演讲词——《游戏创造美好生活》（*Gaming Can Make a Better World*）。

①**成功在即的乐观心态**（Urgent Optimism）；

②**社会关系网**（Social Fabric）；

③**快乐生产力**（Blissful Productivity）；

④**史诗级意义**（Epic Meaning）。

简单来说，可以分为以下 4 个方面：

首先，保持"主动完成工作"的"积极、乐观态度"。（即使失败也绝不气馁）

其次，伙伴之间相互认同、相互信任，建立社交关系，激发团队积极性。（也可以利用 SNS 等虚拟社交平台的互动关系）

然后，通过不给自己增加负担的方式获取新收获，提升幸福感。（建议选择心理难度较低的任务）

最后，设定一个以未来或世界为背景的宏大故事，并将自己融入其中。（绘制理想蓝图的方式极其有效，通过绘制蓝图，可以将自己成功的样子或未来的样子深深刻在脑海里）

OFF ■— ON

在“倒行”中“前进”

“**向后倒着走**”是我至今听过最别出心裁的游戏化方式之一。某位著名的创作者 N 先生出于“避免陷入公式化思维”“不断激发全新灵感”的愿望，给自己布置了一个任务：倒着走完从离家最近的车站到自己家的这段路。要知道，N 先生住在城市最繁华的商业街，路上人来人往，每次回家都会撞到行人，非常费劲。

但 N 先生特意选择了这条充满变化的道路，一路“倒行”。也正是凭借该方法，N 先生至今仍不断推出风靡世界的畅销产品。

N 先生作为业界内外公认的"超级天才"，拥有华丽的履历，却积极运用游戏化思维，坚持进行激发全新灵感的练习。

虽然在倒行过程中，容易撞到行人、遭遇危险，但相信 N 先生也从中获得了许多收获。每次回家，**N 先生的大脑内一定分泌了大量多巴胺。**

不完全依靠才能，不安于现状，不断运用多巴胺控制法。N 先生的这种生活态度值得我们学习。（当然，在城市里倒行非常危险，请勿模仿。）

我衷心希望大家都能运用游戏化思维，独创有趣的游戏化方式。

运用游戏化思维就能远离大脑的习惯化（公式化）。因此，拥有个人独创的游戏化方式至关重要。

接下来我将列举一些具体案例，以示参考。当你希望"持之以恒"地坚持某事或希望"让孩子养成良好的学习习惯"时，可以学习、运用这些案例。

OFF ▮ — ON

"游戏化"案例

·在不同寻常的地方工作

越来越多的企业抛开固定的个人办公桌，采取敞开式办公室设计，员工可以自由变换位置。我们也可以学习这种方法。

一旦对工作产生厌倦感，可以变换地点，选择在图书馆、自习室等继续工作（当孩子对儿童书桌产生了厌倦感，可以选择在客厅的桌子上继续学习）。

·自由变换工作顺序

尝试变换任务处理顺序（着手处理习题集时，不按照页码顺序，而是随机选择页码）。

对一项工作产生厌倦感时，转而着手其他工作转换心情（对语文产生厌倦感，就学习算术）。

·将小小幸福设定为奖励

给予自己小小奖励，决定"等工作结束后可以做喜欢的事（去哪里玩）"（奖励的具体事例："休息""喝茶""和朋友打电话""阅读喜爱的杂志""听喜爱的音乐""观看喜爱的动画""去咖啡馆""出去看电影"等）。

·以缩短时间、效率化为目标

通过"等手头工作结束后先休息一下""一个小时内处理多少张发票"等方式，主动设定"结束"时间。

以"比昨天早5分钟完成"为目标。

为了在工作顺序上实现效率化，给自己布置任务，"找出需要改进之处"。

·与小伙伴分享喜悦

通过 SNS 等方式向值得信赖的小伙伴汇报成果，获得"点赞"。

通过应用软件实现成果的可视化。此外，可以通过分享报告，创造大脑分泌多巴胺的动机（例如：跑步软件等）。

※后文也会提到相关内容，因为过度追求他人的称赞也有弊端，所以必须"适度而行"。

·实现达成度的可视化

每完成一项任务或课题，采取积累积分的"积分卡"制度或制作表格等方式（为了提升干劲，放弃减分法，运用加分法进行思考）。

制作任务规划图。

并非按照日历的日期顺序，而是采取"目标达成还需几天"的逆向思考法（如果按照日历顺序，容易产生"从便于区分的日期开始""从每周第一天开始"等想法，不断给自己找"拖延的借口"）。

阿德勒认为"扼杀自由"的"尊重需求"究竟是指什么?

减肥、运动、存钱、兴趣……当希望"持之以恒"地坚持某事时,与小伙伴分享喜悦是极为有效的游戏化方式。现实中的朋友自然不必多说,对于大脑而言,SNS 上的朋友"点赞"等虚拟奖励也是真正的奖励。

当获得许多"点赞"时,被尊重、被接受的事实让人由衷"感到喜悦"。

那么,此时大脑内究竟发生了什么呢?

当被他人称赞、被他人感谢,或者体会到"实际为他人做出贡献"时，大脑也会分泌多巴胺。

从心理学角度而言，即"尊重需求"得到了满足。所谓**"尊重需求"**（esteem needs），即指希望"获得他人认可、他人尊重"的心理。

美国心理学家亚伯拉罕·马斯洛（Abraham Harold Maslow）**提出了"马斯洛需求层次理论"**（Maslow's hierarchy of needs）。**该理论将需求分成五类（生理需求、安全需求、社交需求、尊重需求、自我实现需求），其中，尊重需求排在"第四层次"。**

可以说，在文明高度发达、衣食无忧的现代社会，相比物质需求，人们更注重"获得社会承认，获得他人认可"的"尊重需求"。

当"尊重需求"得到满足时，大脑自然会分泌多巴胺。对于大脑而言，获得他人认可是丰厚的奖励。

但其中也隐藏着风险。

希望获得他人的"认可"便意味着常常关注他人的眼光与评价。

就身边的例子而言，有人"必须不停地确认获得的点赞数"，也有人"因点赞数而忽喜忽悲"。这些现象完全称不上"心理自由"。

销量突破 100 万册的畅销书《被讨厌的勇气——"自我启发之父"阿德勒的哲学课》（岸见一郎、古贺史健／钻石出版社）一书对于此类问题进行了详细解答。

该书通俗易懂地讲解了著名的阿德勒心理学。书中提出，尊重需求是一种"不自由"，**因为如果一味寻求别人的认可，那最终将"活在别人的世界里"。**

书中还这样写道：对于自己的人生，你只能"选择自己认为最好的道路"。别人如何评价你的选择，那是别人的课题，你根本无法左右。

OFF ▬ — ON

"他人尊重"与"自我尊重"

然而，从科学角度而言，"希望获得他人认可的心理"非常正常，没必要彻底压抑、忽视该心理。

甚至有专家将"获得称赞"形容为大脑的养分。

正如上文所说，受 A10 神经的刺激，大脑释放多巴胺，感受强烈的幸福感。

美国教育心理学家罗伯特·罗森塔尔教授（Robert Rosenthal）曾进行过一项实验，实验结果表明："获得称赞、深受教师期待的学生"与"不受期待的学生"两者的成绩呈现完全不同的增长态势。

由于是 20 世纪 60 年代进行的实验，也有学者以"不存在再现性"等理由反驳了该实验结果。

但罗森塔尔教授发现的"赞美效应"被命名为**"皮格马利翁效应"**（pygmalion effect），成为现在非常流行的心理学流行术语之一。

一句话概括而言，所谓皮格马利翁效应，即指**由于受到他人期待而使学习、工作成果提升的现象**。

科学证实，获得称赞将激发干劲，从而提高效率。可以说，在现代社会，SNS 虚拟世界的"点赞数"与赞同的留言也相当于"称赞行为"。因此，将适度的"称赞"当作奖励，并不断努力的态度非常正确。

接下来我将向大家介绍"存在两种尊重需求"的观点。

一种是"获得他人认可"的**"他人尊重"**。

另一种是"自己认可自己"的**"自我尊重"**。

并非一味追求"他人尊重"，也需认真建立"满足于自我现状"的自我尊重评价标准。

当然，也不能过于强调"自我尊重"。

为了促进多巴胺分泌，从他人与自我两个角度获取适度

的"认可"至关重要。

有一点请注意，如果加入"尊重需求长期得不到满足"的小团体，就容易积攒压力。事实上，许多人"被迫加入一些小团体"。

如果能相互满足尊重需求的话，那也无可厚非。

然而，在此类小团体中，常常需要过度迁就某个"君临天下"的"BOSS"，也可能存在不合理的等级制度、令人压力繁重的尊己卑人行为以及等级战争等。

在这种环境下满足尊重需求极为困难。相反地，甚至被迫承担"满足他人尊重需求的职责"。

拒绝或自己远离此类小团体方为上策。

如果实在无法退出的话，那就在心理上保持距离。

否则你的内心将渐渐枯萎，再也无法激发干劲。

OFF ■ — ON

持之以恒的关键在于"发表会"

为了做到"持之以恒"，主动设置一个满足尊重需求的"场合"也是一种极为有效的手段。不仅仅是每天追求即时的"点赞"，而是在某个特别的时机向小伙伴们"展现"平时努力的成果。

我将该行为称之为**"自己举办发表会"**。

人们正因为拥有向他人展示自我、**"晴"**（非日常）的"发表会"，所以才能继续努力下去。如果一直过着无聊的**"亵"**（日常）生活，不仅无法激发干劲，甚至会对生存本身产生

124

厌倦感。

日本民俗学创立者柳田国男先生最早提出了**"晴与亵"**的概念。

在民俗学与文化人类学中，**所谓"晴"（Hare）是指仪式、祭典、节日等"非日常"的活动，而"亵"（Ke）一词指代平时的"日常"生活。**

人们自古便在"晴与亵"两种场合，通过选择不同的衣服、饮食、住所以及采用不同的举止、用语等方式转换心情，激发生活的新活力。

当然，生活于现代社会的我们亦是如此。

为了"持之以恒"地坚持某事，无须按日历选择"晴"之日，而是设立独创的"晴"之日，换言之，即策划"发表会"。

正因为存在"发表会"所以才能"坚持"练习钢琴，正因为存在考试所以才能"坚持"学习。

就读医学院时期，我有一个在外租房的男性前辈O先生。O先生经常邀请小伙伴们去他的出租屋做客。

O先生的房间颠覆了我对"单身年轻男性出租屋"的固有印象。房间非常干净整洁，甚至可以说一尘不染。

我打算学习O先生一丝不苟的生活态度，于是询问了其动机。O先生回答说："为了随时能交女朋友，所以我一直保持房间干净整洁。"换言之，O先生策划了个人"发表会"，并为此付出了许多不为人知的努力。

即使保持房间干净整洁，也无法获得即时的奖励。

而且很遗憾，此后也没听说O先生个人"发表会"的后续发展。但O先生仍然默默地保持房间干净整洁。

听了这则趣闻轶事，大家或许只会因其中"庸俗的动机"而一笑置之。但我相信大家对于策划"发表会"的巨大功效有了一定了解。

当然，我也曾策划过无数"发表会"，挑战自我。

临近40岁时，我策划了"火奴鲁鲁马拉松赛"的发表会，连续几个月坚持进行各种训练。

为了保持健康，我还给自己布置了去健身房锻炼身体的任务。对当时的自己而言，"参加火奴鲁鲁马拉松赛"将获得丰厚的奖励。

但是很遗憾，我虽然跑完了全程，但并没有获得惊人的成绩。由于是工作之余的挑战，所以也无可奈何。

尽管如此，此次挑战成为我人生中难以忘却的回忆。

事实上，多亏了马拉松的体验，我至今仍坚持着去健身房健身的习惯。"发表会"结束后仍将成为心灵的支柱。

请你也尝试策划一个充满梦想的"发布会"。脑海中浮现"华丽的人生舞台",便能大幅降低着手任务的心理难度。

OFF ■ — ON

蔡格尼克记忆效应

相比成功，失败往往更令人印象深刻。

就身边的例子而言，相比一帆风顺的恋爱，失恋的经历更容易留下深刻印象。

人类的心理竟是如此不可思议。

该现象在心理学上被称为"**蔡格尼克记忆效应（契可尼效应）**"（Zeigarnik effect）。

德国心理学家库尔特·勒温先生（Kurt Lewin）针对人的记忆提出了以下假设：**相比完成的任务，尚未完成或因故**

中断的任务更令人印象深刻。

苏联心理学家布尔玛·蔡格尼克女士（Bluma Zeigarnik）通过实验论证了勒温先生的假设，因此该现象也被称作"蔡格尼克记忆效应"。

散发着庄严肃穆气氛的"蔡格尼克记忆效应"一词或许会让许多人望而却步，认为"难以"实际运用。但事实上，现代社会满是利用该原理的宣传手法。

例如，电视连续剧。

每集总在"最扣人心弦之处"结束。因此，观众们也会期待着下一集。

互联网新闻网站的手法也与其相似。

当看到例如"某大牌明星首次绯闻大爆料！对方为……"的文字时，人们总是不由自主地点击，希望了解新闻后续。

互联网广告亦是如此。

当看到例如"无须运动，无须限制饮食，轻松瘦 10kg！惊人的减肥法为……"的横幅广告时，人们总会不由自主地点击。

通俗来说，蔡格尼克记忆效应即指"通过后续吸引力，令人产生完成驱动力"的记忆效应。

从科学角度分析，如果被赋予"必须完成某事"的任务，所有人都会陷入不同程度的紧张状态。然而，**一旦完成任务，紧张状态就会瞬间消失**。人们便会忘却已完成的工作。

正因为存在"忘却"的现象，所以人们才能不断挑战全新的任务。

对人生而言，"忘却"至关重要。

但"忘却"也有其棘手之处。反过来说，**"一日不完成任务，一日无法忘却"**。大脑也拥有耿直的一面，无论好坏，无法忘却"尚未完成的任务"。因此，相比一帆风顺的恋爱，失恋的经历更容易留下深刻印象。

该原理相信会让许多人恍然大悟。蔡格尼克记忆效应至今仍作为现代广告手段被广泛运用，而其实验论证最早可以追溯至 80 多年前。

当时进行了一项著名的实验，实验中，参与者被分为两组，需要完成黏土工艺品、分解拼图等简单的任务。

A 组被要求有始有终地完成全部任务，而 B 组在尚未完成一项任务时，便被要求投入下一项任务。

完成全部任务后，询问两组参与者参与了哪些任务。结果表明：**相比 A 组记住的任务数量，总是被中断任务的 B 组**

约为前者的两倍。

此外，也进行了关于"尚未完成的图形"与"已完成的图形"的知觉实验。实验结果表明：相比"已完成的图形"，"尚未完成的图形"更令人印象深刻。

事实上，这正是做到"持之以恒"的诀窍。人往往会在"工作告一段落"时结束一天的工作。第二天也会继续重复前一天的做法。然而，该做法容易令工作陷入公式化，抑制多巴胺的分泌。

因此，**我建议大家采用"拖泥带水"的结束方式，故意半途而废。** 如此一来，就会增强"渴望继续工作"的完成驱动力，第二天完成工作的喜悦将转化为大脑的奖励，促进多巴胺分泌，从而获得幸福感。

而这种幸福感将成为"持之以恒"的重要驱动力。

学会描绘理想蓝图

为了做到"持之以恒"，确立明确、具体、鲜明的目标，并不断描绘理想蓝图至关重要。

可以说，"理想蓝图的详细程度将成为成败的分水岭"。

大家一有机会便可思考自己的目标与梦想，也可通过文字、插图的形式张贴在显眼之处，将理想蓝图刻进心灵深处。

接下来我将向大家介绍足球运动员本田圭佑选手小学毕业作文集中的作文。本田选手从小便描绘了明确的人生蓝图。

此外，请注意，本田选手并没有选择"希望成为"的愿望句式，而是使用了"成为"的肯定句式。

肯定句式会给大脑带来已经实现愿望的错觉，从而提高实现愿望的可能性。换言之，**通过肯定句式向大脑传达愿望，便可巧妙骗过大脑，提高实现愿望的可能性。**

《未来的梦想》（出自本田圭佑选手的小学毕业文集）

等我长大了，我要成为世界第一的足球选手。

为了成为世界第一，必须进行最刻苦的训练。

因此，我一直在努力。

尽管现在的我还不够优秀，但通过努力一定会成为世界第一。

成为世界第一后，我会变成超级有钱人，然后可以孝敬长辈。

等我在世界杯赛场上一战成名，就会受到外国的邀请，参加欧洲意甲联赛。

我将成为主力队员，身穿10号球衣驰骋在意甲赛场上。

希望那时年薪能达到40亿日元。

我也梦想着与PUMA彪马签订合约，生产球鞋与球衣，全世界球迷都会购买我的球鞋、球衣。

此外，我会参加四年一度、举世瞩目的世界杯比赛。

那时，在意甲联赛发挥出色的我将返回日本，以 10 号球员的身份成为国家队主力。

我期待在世界杯决赛与巴西队相遇。

我将与哥哥互相助攻、联手进球，最终 2 比 1 战胜巴西队。这就是我的梦想。

请参考文中出现的"世界第一""身披 10 号球衣""40亿日元""2 比 1"等具体数字。

OFF ■■ — ON

降低大脑"期望值"

虽然上文介绍了多种促进多巴胺分泌的方法，但偶尔也需要抑制多巴胺分泌才能"继续坚持"下去。

例如，减肥。虽然需要巧妙利用多巴胺控制法帮助我们养成"坚持"减肥的习惯，但**当面对美味食物时，抑制多巴胺分泌更有利于减肥。**

接下来我将详细解释这一点。

当面对食物时，人们常常不由自主地心跳加速。

这种"心跳加速"正是大脑分泌多巴胺带来的短暂兴奋

感。神经回路（A10神经）也被称为"奖励机制"。所谓短暂兴奋感，即指大脑受神经回路的强烈刺激，感受愉悦感的状态。

"奖励机制"产生的愉悦感原本是为人类学习生存必须技能时所准备的一种奖励。换言之，所谓"奖励机制"即指学习的奖励，是大脑与生俱来的机制。现代人只需利用这一点，便可轻松提高"奖励机制"的活跃性，在日常生活中感受愉悦感。

正如上文所说，现代社会充斥着砂糖、咖啡因、酒精、购物、赌博等不健康的易成瘾性手段。

而"享受美味食物（美食）"亦是如此。

不断追求奖励机制带来的愉悦感，该行为就是所谓的"依赖症"。

如果你无法抵挡美食的诱惑，你便成了"依赖症"的后备军成员。

那么，究竟如何将多巴胺的影响降至最低呢?

首先需要注意最基本的一点，即在物理上与美食"保持距离"。但这非常困难。

因此，我建议大家采用**"降低心理期望值"**的方法。

多巴胺往往在期望值高涨时分泌。因此，为了降低期望值，我们可以不断告诉自己"我已经尝过这个味道了""肯定跟之前一个味道"，令自己对此深信不疑。

或许看起来只是"死鸭子嘴硬"，但像这样改变思维方式，即采用重塑的方法，就能降低对美食的期望值。

OFF ■ — ON

"持之以恒"的行动指南

①通过游戏化随时预防大脑喜新厌旧；

②不过度以他人的"评价标准"看待自己；

③偶尔也需自我称赞、自我鼓励（自我认可）；

④自己设置展示"持之以恒"成果的舞台；

⑤一旦出现"令自己丧失干劲的人"，立刻在心理上保持距离；

⑥为了保持任务"连续性"，采用半途而废的结束方式（蔡格尼克记忆效应）；

⑦设立具体、鲜明的目标（梦想）；

⑧减肥中偶尔也需抑制多巴胺分泌。

第 5 章

下决定、做选择

OFF ▬ — ON

决策的瞬间大脑究竟发生了什么

当需要"下决定"时，即使是令人愉悦的事物，对于大脑而言都是"工作"，因此将成为大脑的"负担"。

其证据就是"下决定"后我们往往感觉松了一口气。

成功做出决策可以缓解大脑的忧虑感。

位于**"大脑基底核"**的**"纹状体"**对于决策至关重要。

在下决定前，大脑或多或少存在着不安、焦虑的情绪。

因此，纹状体开始活跃起来，受消极情绪的驱使，容易陷入消极的思维模式。

而下决定的行为可以抑制纹状体的活动，缓和大脑边缘系统，帮助我们平静下来。

下决定意味着一项工作的完结。因此，大脑会感到喜悦。

尽管如此，下决定这个行为本身往往会让人觉得麻烦。

"必须做出完美判断。"

"不允许存在错误。"

如果抱有此类想法，无疑会在无形之中积攒压力。最终导致腹内侧前额叶皮质过度活跃。

相反，如果抱有"差不多就行""什么判断都无所谓"等想法，降低任务难度，会提高腹内侧前额叶皮质的活跃性。因为该行为会赋予大脑"一切尽在掌握之中"的自我肯定感。

最终将缓解大脑所承受的压力。

总而言之，下决定的时间拖得越久，大脑陷入不安、焦虑状态的时间越长。

当机立断的态度是对自己大脑的一种保护。

那么，究竟如何才能做到当机立断呢？

OFF ▮ — ON

切勿乱贴标签，克服"自认优柔寡断"

当然，这也并非意味着只有拥有特殊能力的人才能做到当机立断。

科学研究证实，此类人**"只是拥有得出最佳答案的能力"**。

而且学界普遍认为：通过"训练"，无论几岁都能获得该能力。

所谓的"训练"也并非特殊的练习。

只是指不断重复下决定、做选择的行为。

通俗地说，**只是指下决定、做选择的行为重复次数越多，速度越快。**

科学研究表明：人生经历丰富的老人决策速度普遍很快。因此，可以说下决定、做选择的速度受经验值影响。

所谓经验值，换言之，即指过去的经历。

经验越丰富，为大脑提供的判断材料越多，处理速度自然也有所提升。

因此，即使并非老年人，只要通过积累经验值就能提升决策速度。

例如，如果年轻人必须长期不断重复下决定、做选择的行为，经验值迅速提升，下决定、做选择的速度自然也会有所提升。

换言之，这就是一种为了个人生存之道，为了明哲保身而练就的能力。

当然，积累经验值也可能导致最终做出"错误决策"。但无须太过在意这一点。（虽然现实"有时不允许我们给社会增添负担"。）

之所以这么说，是因为相比成功经历，失败经历往往给大脑留下更深刻的印象。

关于该原理，在蔡格尼克记忆效应一小节中已有所涉及。因为从某种程度而言，或许惨痛的经历才是优秀的大脑食粮。

如果希望成为善于"当机立断"的人，建议在日常生活中增加决策机会。

利用多巴胺循环的方法即可轻松实现。

增加下决定、做选择的机会，有意识地进行决策。

紧接着立即称赞"成功做出决策"的自己（绝不后悔）。

因此，**我们感受了成功体验，促进多巴胺分泌，从而获得满足感与成就感。**此外，我们也会产生"下次继续努力"的想法，从而提高决策速度。

当然，关键在于克服"自认优柔寡断"等乱贴标签的习惯。

OFF ■ — ON

"小小决策" 巧妙促进多巴胺分泌

正如前文所说，决策会令大脑感到"喜悦"。

而且，主动下决定、做选择会提升大脑的喜悦感。

因此，**相比"不情不愿"的态度，主动参与决策的态度至关重要。**

从科学的角度分析，"决策"行为将影响"大脑回路"，提高"奖励机制"多巴胺分泌的活跃性。

接下来我将介绍一项使用小白鼠的著名实验。

实验过程：给 A 与 B 两只小白鼠注射了等量的可卡因，

测量两者的多巴胺分泌情况。

A 鼠需拉杆才能获得可卡因，而 B 鼠什么都不用做便可获得可卡因。

实验结果表明：A 鼠分泌了大量的多巴胺。

对于小白鼠而言，"拉杆"行为应该需要耗费大量的时间精力。

然而，相比"无须努力便能获得奖励"的 B 鼠，"为了获得可卡因"将"拉杆"定为"鼠生"目标，并努力实现目标的 A 鼠获得了更多的喜悦与愉悦感。

从该实验引申而言，首先，关键在于决策时告诉自己"是我主动参与决策！"。一旦具有"被强迫的感觉"，便无法刺激大脑的快乐中枢。

其次，决策后，也需要将**"我刚刚做了决策！"**的喜悦深深刻入脑海。如此一来，便能深刻感受**喜悦**与**愉悦感**。

建议大家从每天的小小决策开始不断进行循环。例如，早晨出门时决定服装、发型、鞋子，在车站决定使用楼梯还是自动扶梯，在电车中决定站着还是坐着。

如此一来，短短一天你就做了无数次决策。

通过此类方式，无须特意增加决策机会便能朝着"当机立断"的目标迈进。因为早已做过无数次决策了。

主要问题是缺乏成功下决定、做选择的自主意识。这样就眼睁睁地错失了促进多巴胺分泌的良机。

正如上文所说，每天进行"小小决策"时，需要有意识地进行"做了决定！"→"喜悦"的循环。如此一来，**微不足道的小小决策将作为"决策的喜悦"深深刻入脑海。这也将变为我们的成功体验。**

这样，最终将提高做出中等程度或重大决策的速度。

换言之，该流程即多巴胺循环。

积累无数的小小成功，不知不觉中达成巨大成功，这正是多巴胺循环的特点之一。

因此，即使是自认为微不足道的决策，也需要保持乐观的态度，努力**"将其化作成功体验的一小步！"**。

如果轻视自身的成功体验，坚持认为"无法因这种小事而感到喜悦"，那实在太可惜了。

"每一次小小决策真的需要特意调动情感吗？"

"逐一感受喜悦，真是太麻烦了。"

或许有人会产生此类想法。

但希望巧妙驯服大脑时，必须调动情感。

或许也有人坚持认为"情绪化不利于决策"。的确，过于情绪化容易影响决策。但科学研究证实，在决策时，适度的情感波动不可或缺。

OFF ▮ ― ON

"情感"与"理性"并非相互对立

回顾历史，"情感"与"理性"常常作为对立关系出现。社会主流思想甚至将两者视为相互对抗、完全对立的关系。

例如，众所周知，古希腊哲学家柏拉图（Plato）将"情感"与"理性"的关系比作"马与马夫"。**"理性"作为马夫控制着骏马一般的"情感"。**

相信生活于现代社会的我们也会对柏拉图的观点产生共鸣。

例如，请想象一下自己在下班途中顺路去便利店的场景。

在工作后的大脑疲劳的状态下，相比理性，情感更容易占据主导地位。因此，虽然明知"不利于身体健康"，但还是不由自主地买了甜点零食。

换言之，"在大脑疲劳的状态下，情感比理性更容易占据主导地位"。

众多实验论证了该倾向，而且相信大家也深有体会。情感的力量竟是如此强大。

因此，如果希望保持健康的生活习惯，建议采用"即使去便利店也不要接近零食甜点的柜台"或者"干脆放弃便利店选择熟食店"等方式，从根本上改变行为习惯至关重要。可以说，情感对决策的影响力竟是如此强大。

或许也有人深感惋惜，认为人类如果"不受情感影响便能做出更加准确的判断"。

也许事实确实如此。但即使人类能像机器人一般完全摒弃情感因素，也并不意味着能够瞬间做出正确的判断。

有一个极富启示性的案例。

知名神经外科学家安东尼奥·达马西奥先生（Antonio Damasio）与其患者艾略特先生之间的轶事广为人知。艾略特先生曾是大企业的精英员工，但由于脑部出现肿瘤，进行了摘除手术。手术中，艾略特先生被切除了眶额皮质部位。眶额皮质的主要职责是向额叶进行情感传递。

术后，艾略特先生再也无法感受情感波动。

结果令人震惊，"缺乏情感并不意味着能够准确、合理地做出决策"。曾是精英员工的艾略特先生再也无法做出任何决策。

基于该案例，神经外科学界普遍认为：**情感提供理性判断的基础。**

缺乏情感，人类根本无法进行决策。

通过艾略特先生的案例相信大家已经深刻了解了情感的重要性。

为了有效地进行决策，关键在于**"常常保持乐观积极的心态"**，而非"摒弃情感因素"。

OFF ■— ON

做出决策的坚定态度有助于减少"选项"

　　或许有人认为选项越多，越容易"感到喜悦""感觉奢侈""提高满意度""感觉自由"……

　　然而，事实恰恰相反。

　　1995 年，斯坦福大学的研究者马克·莱普教授 (Mark Lepper) 与哥伦比亚大学的希娜·艾扬格教授（Sheena Iyengar）进行了一项著名的实验。

　　一个周六的下午，他们在一家豪华超市设立了一个果酱试吃柜台。

第一次提供 24 种果酱，第二次提供 6 种果酱，对比两次的"集客""试吃""购买比例"等情况。

24 种果酱吸引了 60% 的过路顾客进行试吃，但购买者仅占 3%；而 6 种果酱虽然只吸引了 40% 的过路顾客，购买者却高达 30%。

该实验证明：**大量选项容易降低购买积极性，少量选项容易提高购买率。**

该理论被称为"**选择过载**"（choice overload）。

大量选项看似自由，但事实上人容易陷入"选择麻痹"，从而感到痛苦，最终放弃做选择（放弃选择）。

当需要他人做出选择时，建议尽量减少选项。

而当自己需要做出选择时，减少选项也能让自己更加轻松。

21 世纪的今天，选择过载的概念传遍世界，众多企业深谙其道。2011 年，艾伦·拜伦先生（Allen Byron）在《华尔街日报》（*The Wall Street Journal*）上写道：根据英国市场调查公司 Mintel 的研究报告，去年一共发售了 69 种牙膏。与 2017 年的 102 种相比，种类数量有所减少。

与此相应，全球最大的日用品公司美国宝洁（Procter &

Gamble，简称 P&G）也发表了报告：在过去 2 年间，全球口腔护理产品的种类数量"大幅"减少。

其理由在于生产商**"理解了选择越少越好的原则"**。

2007 年，美国斯坦福大学商学院的乔纳森·勒瓦夫副教授（Jonathan Levav）进行了一项有趣的实验。

该实验选择了德国 3 个城市的新车销售店，以 750 名顾客为实验对象。在当时的德国，人们购买新车时普遍倾向于选择个性化定制。顾客会从大量选项中一一抉择。

56 色汽车内饰，26 色汽车外饰，25 组发动机及变速箱，13 组轮胎及钢圈，10 种方向盘，6 种后视镜，4 种内饰风格，4 种变速把手。

勒瓦夫副教授将 750 名参与者分成两组，分别观察两者的决策情况。

·降序选择小组：

按 "56 色汽车内饰、26 色汽车外饰……4 种变速把手"的降序进行选择。

·升序选择小组：

按 "4 种变速把手、4 种内饰风格……56 色汽车内饰"的升序进行选择。

降序选择小组（按照选项从多到少的顺序）的参与者逐渐停止做出"选择"。许多参与者提出"按标准设置就行了"，放弃"选择"的倾向尤为明显。

而升序选择小组（按照选项由少到多的顺序）的参与者与前者相比，亲自选择了更多的类目。

此外，实验证明，经过几次"选择"之后，参与者逐渐转变为"无所谓"的态度，即使接下来的类目只有 4 种选项，参与者也倾向于选择店员推荐的高价选项。

最终，对比"以最便宜的价格购买汽车的人"与"以最昂贵的价格购买汽车的人"两者的差价，一辆汽车的差价竟高达 1500 欧元（约 18 万日元）。

2007 年，勒瓦夫副教授发表了该实验的相关论文。

2011 年，一流新闻日报《纽约时报》（*The New York Times*）刊登了该论文。此外，刊登记者独创了**"决策疲劳"**（decision fatigue）一词，并将该词推广至全世界。

活动身体会令人感觉疲劳，与此同理，"做选择"的行为也会令大脑感觉疲劳。

"做选择"时，请注意尽量减少选项。

OFF ■ — ON

享受决策的乐趣

“绝不更改已经做出的决策。”

“绝不后悔。”

此类心态至关重要。

请记住：**世界上不存在完美的决策。**

请放弃“符合理想的完美决策”，以“勉强及格的决策”为目标。

该原则与前文所提及的减分法理论如出一辙。

“过于追求完美会影响处理速度”。在任何领域，这都是一条颠扑不破的真理。

此外，"决策"并非"义务"，而是"权利"，将其作为"个人私事"看待的心态至关重要。更进一步说，"享受决策"的积极心态才能有效促进多巴胺分泌。

科学研究证实，越是享受下决定、做选择的人，其做出满意决策的倾向越强。

"决策"的瞬间正是日常生活的调味剂。让我们为单调的生活画上休止符，尽情享受"下决定""做选择"的乐趣吧！

第 6 章

挑战自我

OFF ▮ — ON

"一成不变"的生活方式难以维持生存

所有生物都必须应对环境的变化。

众所周知，自然科学家查尔斯·罗伯特·达尔文提出了**"适者生存"**的理论。

这并非意味着"最强大的物种得以幸存"。

而是指"最能适应生态变化的物种得以幸存"。换言之，即**"灵活适应外部环境变化，调整自身系统的物种得以幸存"**。

生活于现代社会的我们亦是如此。为了感受幸福、愉悦、内心充实地生活下去，或多或少我们都必须尝试"改变"。

为了实现该目标，我们必须树立"做出不同寻常的选择"或"挑战新鲜事物"的积极态度。

例如，数字设备、软件、应用以及其他机器设备、服务不断推陈出新，相信许多商务人士都深感适应此类设备与服务的重要性。这一点，我作为医生也深有体会。

当然，不仅仅局限于物品，人际关系亦是如此。

例如，构筑新的人际关系，或者必须在不受期待的集体中完成被赋予的任务等。此类现象并不少见。

"换工作后，必须在全新的环境中从零开始构筑人际关系。"

"每天必须拜访不同的企业，进行销售工作。"

"突然变成了孩子所在小学的 PTA（家长教师协会）干事。"

"居委会采取巡回制，这次轮到我当负责人。"

当碰到上述场景时，如果一直抱有"搞不懂这些新鲜事物，真麻烦""和陌生人说话压力真大"等消极的想法，那便永远无法摆脱消极情绪。

我们只有下定决心完全改变个人看法，尝试"挑战不同寻常的事物"，或"通过全新挑战改变自我"，才能脱离困境。

因为，**无论做什么事，如果抱着不情不愿的心态便难以促进快乐物质多巴胺的分泌。**

那么，下决心"挑战自我"时，究竟如何激发"干劲"呢？

我将在这一章节谈谈具体的方法。

OFF ■ — ON

日本人的大脑天生倾向于逃避挑战

正如上文所说，大脑"不擅长应对变化"，并且"偏爱持续处理相同工作"。此外，遗传学证明：日本人的大脑天生倾向于逃避挑战。

接下来让我们以一种被称为"5−羟色胺"（serotonin）的神经递质为中心，分析日本人的性格特点。

5−羟色胺俗称"幸福荷尔蒙"。当5−羟色胺大量分泌时，会让人变得心平气和，充满幸福感，并有效地激发干劲。

换言之，即无所畏惧、勇于挑战新鲜事物。

相反地，如果缺乏5-羟色胺，容易引发抑郁症。

其中，一种被称为"5-羟色胺转运体"（serotonin transporter）的遗传因子与体内5-羟色胺含量的调节息息相关。部分媒体将其通俗地称之为"焦虑遗传因子"。

5-羟色胺转运体可以使"细胞再次吸收从神经纤维末端释放出的5-羟色胺"。因此，5-羟色胺转运体的数量越多，越能循环使用5-羟色胺，给了我们安心感。

然而，不同的民族（人种），体内5-羟色胺转运体的数量也有所差异。

科学研究表明：在日本人中，5-羟色胺转运体数量稀少的人所占比例为世界第一。

可以说，"日本人的大脑天生倾向于逃避挑战"。

1996年，德国维尔茨堡大学精神医学专业的彼得·莱斯（Peter Lesch）等人在美国《科学杂志》（Science）上发表了论文。根据该论文，5-羟色胺转运体遗传因子分为"L遗传因子"（大量制造5-羟色胺转运体）与"S遗传因子"（少量制造5-羟色胺转运体）两种。

拥有大量S遗传因子的人难以在大脑内循环使用5-羟色胺。因此，此类人容易呈现"回避新异刺激"（不喜欢挑战自我）的倾向。

具体而言，这种遗传因子分为"SS"型、"SL"型、"LL"型三种形式。

其中，"SS"型或"SL"型的日本人竟高达98%，"LL"型的人仅占2%。

而32%的美国人为"LL"型。从遗传基因角度而言，32%的美国国民拥有**"追求新异刺激，热爱挑战"**的性格特点。

但也有论文提出：5-羟色胺转运体遗传因子的遗传倾向不一定直接影响实际行为。

当然，这仅仅只是统计数据。

请记住，**"关键在于超越过去的自己"**。

OFF ▉— ON

活用"模仿细胞"

当希望改变自我或挑战新鲜事物时，仅是"重新下决心"毫无意义，借助外部力量方为上策。

曾任麦肯锡日本分公司董事长，并兼任跨国公司管理顾问的大前研一先生认为有 3 种方法可以"改变一个人"。

"能够改变人的方法只有 3 种。第 1 种是改变时间分配；第 2 种是改变居住环境；第 3 种是改变交往人群。只有这 3 种方法能改变一个人。所谓'重新下决心'的方法最没意义。"

其中，请特别关注第 2 种"改变居住环境"与第 3

"改变交往人群"。

如果你周围"尽是态度极度保守，喜欢维持现状、逃避挑战的人"，建议你选择搬家、跳槽、改变私下交往人群、改变一起吃午饭的对象或者改变SNS上的交流对象等方式。

虽说需要"改变"，但并不意味着"可以与纵容你的任性、懒惰，容易随波逐流的人交往。"

相反地，应该努力结交自己所憧憬的目标、理想榜样，并给予自己知识冲击的人。

因为，如果与此类人进行现实或虚拟网络的交往，自己也会自然而然地产生必须"努力"的想法。

从脑科学角度而言，上文中大前先生的理论不仅仅局限于精神层面。

"镜像神经元"（mirror neuron）正是其关键词。

所谓镜像神经元即运动神经细胞，就是指目睹他人的言行时，会像"自己的言行"一般感同身受、"产生共鸣"。镜像神经元俗称"模仿细胞"。

1996年，意大利帕尔马大学的神经生理学家贾科莫·里佐拉蒂先生（Giacomo Rizzolatti）最早发现了镜像神经元。

众多研究证实，**正是由于镜像神经元，我们才会在不知**

不觉中受到他人行为的影响，并付诸行动。

我们只须活用镜像神经元的作用，并确保自己朝着正确的方向行进。

与无畏挑战、积极进取、富有创新精神的人接触次数越多，你的精神状态越接近此类人。

如果能因此自发产生"我或许也能改变""我也想挑战自我"的想法，便能不断促进多巴胺的分泌。

因为，当产生"自己或许能做到"的想法，**对自己的期望值高涨时，也会分泌大量多巴胺。**

例如，朝着目标努力时，即使是"还看不到终点"的不确定时期，只要感觉"喜悦"与"有趣"，就会分泌多巴胺，这也是大脑的特征之一。

因此，拥有自我期望值高涨的时间段以及可以提高自我期望值的环境至关重要。

然而，即使是容易分泌多巴胺的时期，一旦陷入消极情绪，也容易抑制多巴胺。当开始轻视自己，失去自我期望值时，便会丧失干劲，难以进步。

因此，**挑战自我时，如果抱有"我真的做得到吗""如果失败了就太丢脸了"等想法，不仅是一种浪费，更是一**

种"巨大的损失"。

为了减少多余的想法，调整环境至关重要，甚至需要特意改变环境。

可以说，在运用多巴胺控制法时，关键问题在于实际将"自己置于何种环境"。

换言之，"如果能借助外部力量，便能更加轻松地养成运用多巴胺控制法的习惯"。

并非"依靠个人力量独自养成习惯"，而是采用"借助外部力量即可"的思考方式。如此一来，便会让自己的心情更加放松。

OFF ■ — ON

积累"不同寻常"的小选择

以"做出不同寻常的选择""挑战自我"为目标时，建议大家从点滴小事开始改变个人行为。

在进行人生的豪赌时，人们往往抱有"做出高难度选择""只挑战高风险高回报的工作"等想法。

但站在人生的分岔口，并非所有人都能当机立断。

因为不经历小小挑战的积累，无法"突然面对巨大挑战"。

对于缺乏成功体验的领域，大脑无法勇敢地发起挑战。

由于大脑天生喜爱"节约"能量，所以一般不会在不确定的事物上消耗大量能量。

因此，为了养成挑战自我的习惯，必须让大脑一次次经历小小挑战。

例如，"选择不同寻常的上班路""选择不同路线的交通工具""选择在不同寻常的餐厅吃饭""选择不同寻常的菜单""选择使用非惯用手"等也是非常有趣的尝试。

此外，也可以广义地理解"不同寻常的选择"一词。

例如，"尝试向平时保持距离的人搭话，收集信息""虽然已经决定工作忙碌时不看电影，但尝试抽出时间去电影院看电影""虽然以前就讨厌游泳，但尝试和孩子们一起去游泳池游泳""虽然一直觉得本地什么都没有，但尝试寻找新店"……

如此一来，**即使是最微不足道的日常小事，对大脑而言也是一种大"冒险"，满足了大脑对于新鲜感与探索性的需求。**

此外，即使身处相同环境，运用**游戏化思维**给环境"设限"，也能让大脑享受挑战的乐趣。

例如，"今天只能用 1000 日元""只用冰箱里的食材度过本周末""本周只能去超市 2 次""尝试 1 万日元预算的国内游"……

不知是否出于"减少光临超市次数"的打算，尤其是老年人往往具有"不设定最高限额，一次性尽情购物"的倾向。

历经无数风雨的老年人抱有"尽情享受购物乐趣"的想法自然也无可厚非，但从培养大脑"挑战精神"的观点而言，"设限"方为上策。

如果能让大脑感受到"做出不同寻常选择的乐趣"，即使面临更大、更重要的决策，甚至是巨大挑战时，也能做出有利于未来的正确决策。

换言之，"不同寻常"的小选择为"不同寻常"的大决策助跑。

当然，常常"做出不同寻常的选择"也容易让人感到疲劳。

请以适度的频率重复这一行为。

可以说，享受变化的态度正是达尔文想传达给后人的真理。

OFF ■ ― ON

放下过去，展望未来

为了培养"挑战精神"，关键在于放下过去，展望未来。换言之，即重视"**未来取向**"（future-oriented properties）。

所谓未来取向，即指对未来进行思考、规划和建构的积极态度。

过去的经历确实是个体构成的重要部分，但必须优先考虑"未来"。相比过去的地位、成果，思考未来的目标、梦想，更容易培养挑战精神。

养成挑战精神，便能自然而然地增加多巴胺控制法的循环次数。

如此一来，便能自然而然地增加成功体验。

以出演某个电视节目为契机，我实际体会了这一点。

该节目主打"健康综艺"，邀请了众多 70 ~ 80 岁高龄的前知名女演员出演节目。但仔细听了谈话内容后，我对于其中强烈的未来取向感到震惊。

嘉宾的思维方式非常灵活，例如，"为了健康每天去健身房锻炼身体""为了补充蛋白质，选择优质肉"或"虽然以前喜欢奢侈品，但现在喜欢好看又便宜的快时尚"……

历经无数风雨后，不再拘泥于过去，而是展望未来，不断汲取新鲜事物。这种态度才能帮助我们勇敢面对挑战。

OFF ▮—▯ ON

我们往往因"未做之事"而后悔

　　1995 年，美国康奈尔大学的心理学家托马斯·季洛维奇博士（Thomas Gilovic）等人发表了以下研究：实验要求参与者回顾自己的人生，回答感到后悔的事。实验结果表明：**75% 都是"对未做之事的后悔"**，例如，"没有认真学习""没有把握重要机会""没有珍惜朋友、家人"……

　　这一点，我作为每天面对患者的医生也深有体会。

　　知道自己死期的患者常常会吐露"对未做之事的后悔"，例如，"当时向喜欢的人表白就好了""辞职后自己创业就好了""无视父母的话，以搞笑艺人为目标就好了"……
此类事例，不胜枚举。

但不可思议的是，很少听说"对做过之事的后悔"。

例如，"没开新店就好了""没有成立新工厂就好了"……
此类后悔则非常少见。该事实极富启示性。

美国诗人 J.G. 惠蒂埃（John Greenleaf Whittier）在诗中
写道："在所有悲伤的语句中，最悲伤的莫过于一句'**如果
当时**'……"。

让我们发自内心地信任自己，不断挑战新鲜事物。

我们拥有的强大执行力远超个人想象。

因为大脑还隐藏着无限的潜力。

第 7 章

保持心平气和

OFF ▮ — ON

"愤怒"是人类与生俱来的本能

许多人希望自己能够"保持心平气和，享受安详的生活"。

事实上，**科学研究证实，愤怒（情绪焦躁）会促使压力荷尔蒙皮质醇分泌，从而影响"海马体"的记忆管理等功能。**

此外，毫无疑问，"保持心平气和"更容易赢得他人的好感。可以说，"保持心平气和"好处颇多。

尽管如此，但是愤怒的情绪如同呼吸，是人类与生俱来的本能。在社会生活中，愤怒或许是一种较为麻烦的情绪，但从生物学角度而言，愤怒是维持人类生存不可或缺的情绪。

此外，"愤怒"也是人类的心理保护机制之一。

可以说，抑制愤怒的行为违背人类本能。

接下来我将从大脑结构的角度解释"愤怒"行为。

位于大脑边缘系统的"小脑扁桃体"（扁桃核）负责产生愤怒等情绪（情感波动）。小脑扁桃体为神经细胞的小集团，因类似杏仁的形状而广为人知。

前额皮质负责控制小脑扁桃体产生的本能情绪。因此，当由于疾病、睡眠不足等原因导致身体虚弱时，前额皮质功能下降，无法控制遵循本能的大脑边缘系统，使人变得易怒易躁。对于这一点，相信大家深有体会。

从理论上而言，**"保持身体健康便不易发怒"**。

尽管如此，但是"为了保持心平气和，永保身体健康"也并不现实。

当觉得"今天身体不适，容易愤怒"时，可以事先告知家人、亲属等关系亲密的人："因为我现在身体不适，所以可能容易情绪激动，对不起了。"

可以说，事先告知这一点正是人类区别于其他动物的优秀品质。

此外，也只有前额皮质能做到这一点。

OFF ■ — ON

发怒后忍耐 6 秒

愤怒的情绪容易让我们错失良机。

例如，"由于愤怒，丧失了正确的判断力"。

当后辈或下属等"下级"向自己提出工作的改进建议时，如果措辞表达非常没礼貌，无论是怎样出色的建议，你都可能怒上心头，立刻驳回建议。

但如此一来，你便错失了提高工作能力、改善工作环境的机会。

"保持心平气和"，或者发怒后"平息怒火""转移注意力"的行为至关重要。

近年来经常提及一种被称为"愤怒管理"（Anger Management）的心理训练法。顾名思义，就是指管理（management）愤怒（anger）的方法。

虽然美国起源的心理训练法拥有众多流派，但许多流派一致倡导：**在发怒后的 6 秒钟内控制冲动（反驳、攻击、报仇等行为）。**

关于"为什么是 6 秒钟"这一点众说纷纭。

从脑科学角度而言，**"因为通过 6 秒钟的等待，行动迟缓的前额皮质才终于开始行动，控制包括小脑扁桃体在内的大脑边缘系统"。**

事实上，所谓"发怒后等待 6 秒"，即要求我们提高自制力。

不断演习抑制小愤怒，积累成功体验，才能平息万丈怒火。

此外，其他还有"转移注意力"等多种方法。

例如，偷偷掐自己的手，将注意力转移至疼痛感，便可有效地暂时缓解愤怒情绪。

大家也可以将重要的家人、宠物等照片设为手机待机画面，"一旦产生愤怒情绪立刻通过查看待机画面"转移注意力。

明确自己"需要守护之物"，每次通过此物转移注意力，可以最大限度地抑制愤怒情绪。

OFF ▮ — ON

将"愤怒管理"转化为习惯

此外，还有一种高级的方法。

事实上，我们也可以通过训练改善心境，保持心平气和。

愤怒的界限，即俗称的**"愤怒临界点"**，人各有异。

世界上存在被称为"弥勒佛"的极少发怒之人，也存在被戏称为"快速热水器"的易怒之人。

只要通过努力，无论几岁都能提高愤怒临界点（改善心境，保持心平气和）。

这种说法或许过于直白，但只要提高个人的"绝对实力"，自然就不易发怒了。因为如果拥有"解决所有问题的能力"，自然也无须发怒了。

然而，对所有人而言，提高"解决所有问题的能力"困难至极。

因此，将"愤怒管理课程"转化为习惯的方法更为可行。

那么，究竟如何将"愤怒管理课程"转化为习惯呢？

大家不妨思考一下多巴胺控制法。

给自己制定一整天"保持心平气和"（即使愤怒也不表露）的规则。

然后，在一天结束后确认成效。

相信"保持心平气和"的次数一定比过去有所增加。

即使只增加了一次，也会作为成功体验深深刻入脑海。

此时，请你发自内心地感到**"喜悦"**。如此一来，大脑作为奖励便会分泌多巴胺。

心中自然也会产生"明天继续努力"的积极心态。

像这样不断积累成功体验。

如果存在"因为我本身就是易怒性格"的认知歪曲，也能通过该方法进行改正。

这就是所谓的"愤怒管理课程"。

当成功增加保持心平气和的次数时，在感到"喜悦"的同时，也请通过"辛苦了""我真厉害""只要我想做，就能做到"等方式称赞自己。

以促进多巴胺的大量分泌为目标，不断称赞自己。

"增加保持心平气和的次数"便意味着"切实运用了阶段性小目标法"。"保持心平气和"也将逐渐转化为习惯。

此外，有一点请注意，来自他人的称赞也将成为丰厚的奖励。

运用"愤怒管理课程"时，事先告知关系亲密的人，这也是一种有效的手段。

此外，如果同时要求他们"在发现自己有进步时，及时给予反馈"，那就再好不过了。

OFF ▬ — ON

将愤怒转化为"原动力"

偶尔也存在无法忘却的愤怒。换言之，即"由于特定的人（事）蒙受损失"等发怒原因非常明确的情况。

当然，也有人深陷仇恨的深渊，产生"复仇""希望他人赎罪""希望获得道歉""希望争一口气"等想法。但由于此类想法难以获得满足，往往容易在自己心中埋下"无限仇恨"的种子。

这种负能量影响力巨大，甚至会完全改变个人价值观。

我建议大家**将仇恨这种负能量转化为"生存动力"与"达**

成目标的原动力"。换言之，即将仇恨升华为前进的动力。

由于负能量极其强大，所以假以时日定能达成远大目标。此外，相比复仇，达成目标更为实际，也更让人心情平和。

获得 2014 年诺贝尔物理学奖的电子工程学家中村修二教授曾在多次采访中提到：**"愤怒是推动我进行研究的原动力"。**

凭借愤怒，中村教授发明了蓝色发光二极管（LED），为全人类的共同幸福做出巨大贡献。因此不难想象，中村教授的心中定是充满阳光。

此外，也有许多创业者、成功者将"过去怀才不遇"的愤怒转化为前进动力。换言之，即积极进取的精神。

像这样，在人生的某一时期，将愤怒转化为前进动力是一种有效的手段。

然而，一旦"有所成就"，完全放下愤怒的方式最为理想。因"无法忘却的愤怒"而倍感困扰的读者请务必参考该建议。

OFF ▮ — ON

"愤怒的大脑"容易萎缩

接下来我将介绍来自福井大学友田明美教授（小儿神经外科学）的实验数据。友田教授在《儿童虐待对大脑造成的影响》一文中告诫大家：通过颅脑 MRI 检查（脑部核磁共振检查）观察了在儿童时期遭受过虐待的患者。结果表明：由于大脑机能、结构的变化，可能导致社会性发展障碍。

换言之，虐待可能会改变大脑的结构。

此外，友田教授还与美国哈佛大学的研究人员共同进行了一项实验：邀请了约 1500 名曾在儿童时期受过体罚，年龄在 18 ~ 25 岁的年轻人，并通过 MRI 观察他们的大脑。

结果表明：**由于体罚经历，参与者的右前额皮质内侧体积平均萎缩了 19.1%。**同时，该研究也表明：如果损坏了原本于 30 岁左右成熟的前额皮质，容易产生类似抑郁症的症状；谩骂将影响语言理解能力，容易引起神经性耳聋；遭受体罚的时间越长影响越大等。

因此，请不要随意将怒火撒向孩子或年轻人。谩骂也毫无意义。

我衷心希望大家都能理解这一点。

OFF ▨ — ON

没有谁"天生温柔"

接下来我们来谈谈"温柔待人"。

"温柔的人"能够构筑和谐的人际关系，看似非常幸福。

或许有人会给他人乱贴标签，错误地认为"因为他天生性格温柔，才能做到温柔待人"，从而放弃"改变自我"。

事实上，根本没有谁天生温柔。

因为拥有许多被他人"温柔对待"的经历，所以才能温柔对待他人。

关于这个话题，患者 H 先生曾这样问过我："我从未有过被父母、朋友温柔对待的经历。我是不是无法做到温柔待人？"

"缺乏被温柔对待的经历"或许只是 H 先生的错觉。H 先生可能没有注意到来自他人的善意。但这个问题先放一边，**我希望"缺乏被温柔对待经历"的人先主动尝试"温柔待人"。**

并非一味等着天上掉馅饼，寻求不知何时到来的"善意"，而是主动"给予他人善意"。

如此一来，作为回报，他人或许会回以"善意"。

因为，人在受到他人恩惠时，往往会产生"必须回礼"的想法。

该心理被称为"**互惠原理**"（reciprocity of liking effect）。

感受到温柔时，大脑认为获得了"奖励"，于是开始分泌多巴胺。这就是所谓的成功体验。同时，心中会产生"希望再次感受温柔"的想法，便会再次主动"温柔待人"。这便是利用了多巴胺控制法的"温柔待人"循环。

请先实现自我满足

尽管如此，如果平时不习惯"温柔待人"，或许会感到非常困难。

此外，未实现自我满足时亦是如此。

当身体不适或心情抑郁时，当充满忧虑、不安时，当生活忙碌时，人或许难以做到"温柔待人"。

相反地，如果一个人身心健康，没有任何烦恼，"心有余力"应对各方各面时，待人接物也将变得温文尔雅、彬彬有礼。不仅能够做到"温柔待人"，也容易培养舍己为人、无私奉献的精神。

这一点相信大家都深有体会。

因此，当以"温柔待人"为目标时，**必须认真对待周围的一切，解决所有问题，锻炼自己各方面的能力**。这种做法或许有些"拐弯抹角"，但这是学会"温柔待人"的根本前提。

换言之，就是指**先让自己获得幸福**。

这一点你可以理解为利己主义。当"自己获得幸福"时，便能迈向下一个阶段，顺利学会"温柔待人"。

OFF ▬ — ON

观摩学习

　　尽管如此，对所有人而言，解决所有问题，锻炼自己各方面的能力，让自己获得幸福都需要花费一定的时间。

　　因此，建议希望"尽快变温柔"的人进行**"幸福的观摩学习"**。所谓"观摩学习"原为训练法之一，在学习武艺或技艺时，并非接受直接教学，而是通过观察他人优秀的技艺与技巧，获得启发、进行学习。

　　我们的大脑中存在镜像神经元，拥有"在无意识中模仿他人"的习惯。借助该习惯，我们便能独自模仿、练习温柔待人的方法与技巧。

事实上，许多人并没有注意到他人给予的温柔（善意、关怀等）。

原因多种多样，例如，"因为太过忙碌没有注意到""专注于自己的生活没空关注周围""认为他人的关怀理所应当"……

从某种程度而言，关注他人给予的温柔或许是自己学会"温柔待人"的第一步。

这个世界其实**充满"温柔"**。

例如，"某人出于好意每天帮忙打扫""原以为很可怕的领导，其实一直在公司内默默关照我""有人总会第一个帮忙倒茶"……

当然，此类温柔并不明显，或许让人难以察觉。

但只须稍微改变个人观点，换一种角度看问题，对世界的看法也将截然不同。

一旦注意到"他人的温柔"，你也将迅速做出反应。

对他人的感谢，或者一句最直接的"谢谢"将成为你"温柔待人"的起点。

后 记

本书以各种实验、研究的客观结果为中心，以轻松、诙谐的笔调以及简单明了的方式向大家介绍了大脑与行动的关系。

最后，我将介绍从个人真实经历中总结出的一种方法。该方法通过不同寻常的方式促进多巴胺分泌，激发最强劲的干劲。

请大家稍微思考一下"生命的极限"一词。

拉丁语可译为"Memento mori"。

它提醒人们："记住你终有一死。"

请想象一下，"明天早晨，你可能就突发疾病，再也无法醒来"，或者"一个小时后，天崩地裂，我的人生可能就此终结"。如此一来，对于那些"非做不可之事""感兴趣的事"，你一定会产生立刻动手的强烈想法。

从科学角度而言，此方法最大限度地活用了人类"希望规避损失"的特点（损失规避心理）。

事实上，我谨记着"记住你终有一死"的观点。作为一名普通医生，在"急救医疗"现场经历的生死交错，让我迅速成长。

每天奋斗于医疗现场的我深知：无论怎么努力，总有无法挽救的生命。观点或许稍显矛盾，但相比他人，我更懂得生命与时间的可贵。

生命有"极限"，但也因此而精彩。

"肯定生命的有限性，在有限的生命里创造无限的人生价值。"

我认为这种人生态度才使我们的人生充满意义。

人生的价值并不在于寿命的长短。

我衷心期待越来越多的读者能够学会巧妙地控制大脑，提升人生的质量。

菅原道仁